胡慧文 譯

孩子怎樣也講不聽？

原因竟然是腎上腺疲勞！

有氣無力

過動沒定性

粗心大意

早上起不來

目錄

第2章

我家治療腎上腺疲勞的七大習慣

——用「減法保養」解放身心！

② 吃原形食物更勝加工食品……105

③ 保護孩子不受環境毒害的排毒法……119

第3章

歡樂親子遊戲，孩子大受啟發

——小遊戲讓孩子成長大躍進

特別附錄　消除原始反射體操

後記

推薦序

孩子過動、學習障礙，是腎上腺疲勞！

習慣於傳統西醫病理性診斷的一般大眾，對於腎上腺疲勞可能會感到陌生。但是，對有接觸自然醫學或功能醫學的人來說，「腎上腺疲勞」是一個經常能聽見的名詞。

腎上腺長期面對各種身心壓力導致疲乏，身體因而產生各種功能弱化的症狀，例如免疫力較弱、異位性皮膚炎、氣喘、生理時鐘混亂、情緒不穩定、消化不良等。雖然沒有達到生病須要吃藥住院的程度，但是已經對正常的日常生活造成巨大干擾。腎上腺疲勞的人數近年來急劇上升，已然成為現代人習以為常的通病。

對於處在升學壓力下的學生族群來說，最常見的情緒化或脫序行為，以及很多的腎上腺疲勞引起的生理症狀，都很容易被誤認為是「抗壓力不足」或「環境適應不良」等心理因素，其實主要原因可能是來自周遭環境影響所造成的生理問題所導致。

作者在書中陳述了腎上腺疲勞發生的各種因素，例如飲食、環境污染、藍光等等。其中飲食是最常見的因素，例如對於麵粉、乳製品所導致的過敏現象，食物中的霉菌產生的毒素，高糖分高油脂的飲食習慣，加工食品的各種添加物，發酵食品導致小腸壞菌數量大量增加等等。

再者，食物過敏、重金屬、霉菌所產生的毒素導致小腸黏膜通道受到破壞，抗體、重金屬和毒素透過血液循環破壞血腦屏障，直接攻擊大腦，導致大腦功能下降，更進一步的影響大腦對身體各個器官和系統的調控。其中大腦調節腎上腺荷爾蒙的能力也因此受到影響。

因此，本書作者根據多年的臨床經驗提供了各種解決方案，像是從飲食觀念的改變、營養品和水分的補充建議、增強肝臟排毒的方法、生活習慣的改變、避免各種環境干擾因子，以及透過特定的運動消除原始反射，達到大腦活化的目的。

最特別的是，作者對於飲食、環境污染、藍光等等各種環境因子對身體產生的影響，提出了具有說服力的科學論證，並且提供從根本解決問題的全方位對策，這點與傳統西醫透過藥物壓制症狀的處理方式截然不同。

身處在工業化的現在，環境變化對身體所造成的衝擊，單純、完全依賴傳統西醫，似乎已經無法滿足我們對健康的需求。取而代之的是，大眾需要透過追求健康新知來提升自我的健康意識。這本《孩子怎樣也講不聽？原因竟然是腎上腺疲勞！》能確實提升大眾健康意識，是值得花時間好好閱讀與收藏的一本書。

功能神經學專家 李政家

推薦序

協助孩子逆轉飲食習慣，找回自信可以很簡單！

我家中有兩個孩子，老大姐姐在升上國小一、二年級的時候，參與了校內弦樂團、舞蹈、畫畫及科學社團等多項社團活動，這使得她在時間的分配上有些吃力，但課業和社團尚可並重。然而升上三年級之後，姐姐的課業明顯變重許多，再加上又多了每週兩次的英文課學習，總是搞得每天都很晚睡。

現在孩子生得少，社會競爭比以往更激烈，身為這一世代的父母，我很深刻地感受到下一代孩子的辛苦。無論大人或小孩在面對壓力時，都會啟動腎上腺素工作，不停地分泌壓力荷爾蒙來對抗外界的壓力，長此以往，腎上腺素終於疲於奔命，而若當飲食又不留意的話，反而會更加重腎上腺素的負荷。

時常到國小校園做健康講座的我，總是會問台下的孩子們，你們早餐吃什麼？問到麵包蛋糕的選項時，總有一半以上的孩子舉手，這不禁讓我感到擔憂！因為，這些高糖及高奶油的精製麵粉製品，除了缺乏足夠的蛋白質及營養素之外，更容易造成孩子一大早血糖上升過快進而提不起勁、昏昏欲睡，也提高了肥胖的風險。

而且沒想到這樣類型的早餐，竟是加重腎上腺素負荷的元凶。身體攝取過多碳水化合物的話，會消耗體內的B群去做醣類代謝，反而讓體內的B群消耗殆盡，因此，吃錯食物反而讓身體更疲倦！

所以若孩子一整天吃下來的食物，多半都是精製澱粉食物或是含糖食品的話，像是麵包、蛋糕、餅乾、糖果、甜餡包子、含糖飲料等，會讓孩子無法集中精神學習、晚睡甚至隔天早晨爬不起來，更可能造成一些孩子出現注意力不集中、過動等問題。

孩子不是講不聽，而是吃得不對！只要大人能夠協助孩子逆轉飲食習慣，切斷造成過度壓力的來源，持續規律且良好的飲食與作息，並且找到適當的紓壓管道，就能幫助孩子提高學習力，找回孩子的快樂與自信！

推薦本書給家中有寶貝孩子的您，一起來了解孩子的腎上腺疲勞。

減重營養師暨糖尿病衛教師

推薦序

依循本書重點，煮頓孩子愛吃的媽媽味吧！

看似平凡的日常飲食，一直被認為是極為簡單的，也頗枯燥乏味的，曾經是很多想走在時代尖端的年輕媽媽有點不敢踏入的領域。從前常聽到「煮飯我沒辦法，我知道自己煮很健康，但小孩還是喜歡吃外面買的」、「我不會煮，但我買標榜使用健康食材餐廳煮的餐點給小孩吃」、「我家煮控權是婆婆，根本輪不到我」、「採買真的好麻煩，我不敢摸生肉。」然而這十年來拜網路所賜，「網美與煮婦不衝突，煮婦也可以很網美」的訊息大量湧現，大家開始認為進廚房也很時尚，料理可以既健康又美麗。

我自己在成為煮婦前，也無法想像我有朝一日能輕鬆煮出三餐加宵夜，還能烘焙麵包點心，雖然媲美不及大廚多變美味，但小孩與先生這三位「唯一的ＶＩＰ」滿意，就足矣。但假日或忙碌時，真的會偷懶！尤其外送平台之頻繁，手機ＡＰＰ解決一餐便宜又省事。小學的孩子午餐交給學校營養滿點，早餐以及晚餐有時真的會選擇「吃開心、吃方便」，吐司抹醬、炸雞薯條、碳水化合物！連自己都會啖醣失控中！

正當陷入有點懶惰又食髓知味之際，出版社寄來的一本書稿《孩子怎樣也講不聽？原因竟然是腎上腺疲勞！》，沒停過的閱讀完畢後，讓我又找回當初踏入廚房的初心。為了家人與孩子好，飲食是基本。

腎上腺疲勞這個主題，閱讀之前我似懂非懂，拜讀之後有種豁然開朗的感覺。本書的作者——本間夫妻將每個孩子都可能犯的錯：賴床、躁動、體力差、考試粗心、放空……清楚有邏輯地解釋腎上腺疲勞與它們之間的關聯！這一切不是孩子講不聽，也不是自己不會教！可能只是日常的養成，造成腎上腺不給力，孩子心有餘而力不足。只要換個菜單、調整環境作息，一切就能迎刃而解。更棒的是，看完書裡面的建議，在家就能執行，不用花大錢。只要切確執行，孩子慢慢就能「講得聽」。

甜食、零食、碳水化合物……現代人真的很常與毒素為伍，「除非必須否則盡量少吃」這道理我們雖然都懂，也會提醒自己要控制、少提供，但往往抵抗不了誘惑和惰性，一個不小心就又讓自己與孩子掉入「一個一直講，一個講不聽」的惡性循環裡。

對我來說，最容易的就是調整飲食。明明就很簡單，就像寶寶副食品的階段，蘿蔔泥、馬鈴薯泥、菠菜泥……孩子愛吃又健康滿分的食物其實有很多，只要需要我們多費點心而已！

現在就出發！闔上書本，提起購物袋，採買原型食物。圍上圍裙，照著書本的重點，煮頓孩子愛吃的媽媽味，提供腎上腺不疲勞的最棒飲食環境！

親子部落客 莎莎猫

前言

有氣無力、躁動沒定性，這些都不是孩子的本性

「我們家妹妹老是躁動坐不住」、「還說呢，我家哥哥的口頭禪就是：好累喔，沒有一點孩子該有的朝氣活力」、「我家弟弟呀，考試粗心大意，總是錯得好冤枉！」媽媽們的「我家也是」，出乎意料地引發強烈共鳴。

有氣無力、不能專注、躁動坐不住，或是動不動喊「我好無力」、「人家好累」，總是心情差、考試答題失誤連連，還有的坐沒坐相、站沒站相，小小年紀卻老態龍鍾……這樣的孩子，在筆者的門診越來越多。

「給我打起精神」、「要我說幾遍你才懂」、「為什麼老師說話你都

沒在聽」……你是否經常這樣怒斥孩子？孩子會如此惹人操心，問題或許不在於個性懶散，也不是心理素質不良，而是「腎上腺疲勞」的緣故。

關於腎上腺疲勞的細節說明，在此暫且不表，爸爸媽媽請先幫孩子看看左列選項，自家孩子中了哪幾項？

- □早晨會賴床。↓第35頁
- □躁動坐不住、有過動傾向。↓第52頁
- □樣樣嫌麻煩，老是提不起勁。↓第44頁
- □考試容易粗心犯錯，常寫錯字。↓第60頁
- □經常抱怨頭痛、肚子痛，卻檢查不出毛病。↓第77頁
- □專注力差，經常發呆。↓第89頁
- □膽小畏縮、容易害怕。↓第67頁
- □好惡特別多。↓第75頁
- □尿床或漏尿一直改不了。↓第84頁
- □過敏體質，容易情緒焦躁。↓第71頁

府上小寶貝包辦了以上幾項呢？

「嗄，不會吧，這些表現都和腎上腺疲勞有關？」你或許感到無法置信。別懷疑，一旦陷入腎上腺疲勞狀態，當事人即使想要振作，也是心有餘而力不足，無法切換到「啟動模式」，所以專注力差；一早起床渾身倦怠，毫無這年紀孩子應有的朝氣活力；無論如何糾正，還是讀錯音、寫錯字……

想想看，這些孩子在家中和學校會遭遇哪些狀況呢？可以預料，就是成天被周圍的大人斥責、糾正。比方說，孩子經常抱怨頭痛、肚子痛，卻三兩下又沒事了，大人不免懷疑孩子是故意裝病不想上學，因此責怪他們偷懶、愛說謊。又例如說，早上要死不活起不了床，入夜後卻目光炯炯、精力十足，大人於是歸咎孩子「就喜歡熬夜，才會日夜顛倒」、「線上遊戲打昏頭，生活全亂了套」！

爸爸媽媽再三耳提面命，但是有心無力的孩子始終難以扭轉自己的行為，於是又被氣呼呼的大人教訓「要我說幾遍你才懂」、「簡直把我的話當耳邊風」！

成天受責罵的孩子逐漸喪失自信，缺乏自我肯定感。不只是被否定的孩子如此，有的家長也因為孩子表現不佳而遭到「連坐」，讓人議論說「沒把孩子教好」，內心受到傷害。

●你知道什麼是「腎上腺疲勞」嗎？

你聽說過「腎上腺疲勞」（Adrenal Fatigue）嗎？「腎上腺疲勞」如同字面的意義，就是「腎上腺處於疲勞狀態」。

「腎上腺」這個器官，素有「荷爾蒙工廠」之稱。望文生義，從字面推想，「腎上腺」一詞容易讓人誤以為是輔助腎臟功能的相關器官，但事實並非如此。「腎上腺」是生產製造與分泌荷爾蒙的內分泌器官。它和腎臟都是左右各一，安坐在腎臟上方（請參照第三十三頁圖），約莫只有一顆核桃大小，卻是牽一髮而動全身的重要臟器。

人體負責生產製造與分泌荷爾蒙的內分泌器官，除了腎上腺以外，還有甲狀腺、睪丸、卵巢、胰臟、位於腦部的下垂體與松果體。內分泌器官分泌的荷爾蒙，彼此間都有相互影響的連帶作用，而腎上腺的功能是所有荷爾蒙分泌的基石，角色吃重可想而知。

身為全身荷爾蒙分泌基石的腎上腺，倘若無法正常運作，人體整身的內分泌都將失去平衡。腎上腺雖只有核桃般大小，卻左右著全身的荷爾蒙運作，影響力絕不容小覷。不說不知道，腎上腺生產製造的荷爾蒙多達五十種以上，密切關乎著一個人的活力、專注力、學習力、記憶力、情緒控制等表現。

「腎上腺疲勞」已成為現代人的通病。大人疲勞不稀奇，如今就連孩子都廣受牽連。值得慶幸的是，只要處置得法，腎上腺疲勞是可以改善的（關於腎上腺疲勞問題，請見第一章詳述）。

焦躁好動、粗心大意、心神不寧、缺乏耐力……至今一直被歸咎為「個性問題」、「心理因素」、「教養問題」，許多人總是拿「腦部功能缺失」大作文章，但只要以本書所介紹的「腎上腺保養要領」妥為呵護，許多問題都能獲得有效改善。

我和夫婿十多年前開設「腎上腺疲勞門診」之初，全日本對「腎上腺疲勞」一詞還十分陌生，沒幾個人聽說過。會接觸「腎上腺疲勞」相關治療，始自診所的副院長，也就是我的夫婿龍介，長期為腎上腺疲勞所苦。

夫婿龍介並非罹患憂鬱症，對工作也充滿熱情，卻總是不明原因的渾身疲憊，整個人彷彿深陷沒有出口的迷宮而痛苦不堪。就在不斷摸索解決辦法之際，在網路上意外邂逅了「Adrenal Fatigue」（腎上腺疲勞）這個陌生的字眼。這是我們與美國醫師詹姆斯．L．威爾森博士（James L. Wilson）的初會。他正是全球率先提出「腎上腺疲勞」概念的第一人。

夫婿當時遠赴美國接受治療，三至四年期間多次往返美日兩地，相當於如今門診的三個月到半年療程，症狀逐漸獲得改善。自此，我們夫妻便一同拜入威爾森博士的門下學習。

近來，「腎上腺疲勞」一詞在日本終於為人所知，資訊也跟上國際的腳步。我們仍經常赴美，交流最新醫療資訊，至今學習不輟。最近這些年，醫學界將腎上腺疲勞的治療，應用於失智症、自閉症等腦部相關疾症，都看到顯著成效。

●只是稍微調整飲食習慣，孩子便脫胎換骨！

我們的門診並未對外特別強調兒童發展遲緩或自閉症治療，但是自然而然的，上門求診的發展遲緩兒日漸增多。

我們認為有必要繼續深入探索，因此又多次前往美國取經，累積臨床經驗，成為日本人首度獲得「美國發展遲緩兒生物治療學會」①（Medical Academy of Pediatric Special Needs，通稱ＭＡＰＳ）授予之研究員資格。

ＭＡＰＳ是全球最頂尖之自閉兒治療醫學組織，對於學習障礙、自閉症譜系障礙、ＡＤＨＤ（注意力不足過動症）等兒童發展遲緩問題的治療與衛教推廣不遺餘力，貢獻十分卓著。日本為發展遲緩兒所做的，至今仍停留在療育（支持性服務）階段。反觀美國，始終廣泛的積極發展各方面治療途徑。

要成為MAPS的研究員，必須進行全方位學習，包括本書稍後談到的真菌毒素（Mycotoxin）及有機化合物、有害重金屬、肝臟養護、遺傳基因保護、原始反射等的專門知識，並通過資格考試。

美國對於從事生物治療的醫師，還要求必須實際接受臨床的現場指導。我們既要在日本為病人看診，又要在美國繼續進修，兩地奔波勞苦萬分。但是如今想來，十分慶幸當初的決定是正確的。

我們的門診並非完全照搬美國所學，而是配合日本的風土與民情特性，靈活調整應用。然後——「老是無精打采的孩子，竟然變得活潑有朝氣」、「孩子有如完全變了一個人似的沉穩下來」、「原本對這孩子已經不抱希望，沒想到竟然通過入學考試，真叫人喜出望外！」類似的驚喜反饋紛至沓來。

本書是根據最新醫學資訊與臨床現場所見，分享如何在飲食習慣與生活環境上稍做調整，即可造就孩子驚人的進步。

每個孩子天生活力十足，而且必定具備了獨特的能力。原本充滿潛力的孩子，卻因為學習障礙，不善寫國字而變得討厭讀書；英文學不會，開始視上學為畏途；在家中和學校不斷遭斥責「為什麼不用心」、「這麼簡單也做不好」，被罵到失去信心，自我評價低落……幾年下來，別說是潛力無從發揮，甚至因而偏離正軌，怎不叫人深深惋惜。

明白孩子「做不到」的真正原因，父母也能放下壓在心中的那塊大石頭，與孩子一同面對問題。祈願本書成為府上轉變的契機，讓周遭的大人們懂得察覺孩子發出的SOS，身、心、腦同步健康大變身，增進融洽的親子關係。

Square Clinic 院長　本間良子

① Medical Academy of Pediatric Special Needs，直譯應為「兒科特殊需求醫學院」，本書作者之日文原文將其譯為「米国発達障害児バイオロジカル治療学会」。

第1章

日常飲食與生活習慣，累壞了孩子的腎上腺！

——求好不成反遭害的反效果

腎上腺疲勞的孩子越來越多

腎上腺疲勞的孩子近年來大幅增多。雖說腎上腺疲勞不分年齡、性別，任何人都可能「中獎」，但基本上不會有人想到孩童會與腎上腺疲勞沾上邊。可是如今時代不同了，社會競爭壓力大，大人小孩都處在可能罹患腎上腺疲勞的高風險狀態。

●來自腎上腺製造的「壓力荷爾蒙」

腎上腺是製造與分泌荷爾蒙的內分泌器官。它的雙重構造猶如有皮有餡的豆沙包，表皮稱為「腎上腺皮質」，內餡部分稱為「腎上腺髓質」。

「腎上腺皮質」雖只是看似豆沙包的薄薄一層外皮（見三十三頁圖），卻是非常重要的荷爾蒙分泌器官，分泌**可體松**（Cortisol）、**去氫皮質酮**（Dehydroepiandrosterone，DHEA）、**醛固酮**（Aldosterone）等**腎上腺皮質荷爾蒙**。相當於內餡部分的「腎上腺髓質」，則是分泌**正腎上腺素**（Noradrenaline）、**腎上腺素**（Adrenaline）、**多巴胺**（Dopamine）等**腎上腺髓質荷爾蒙**。

事實上，腎上腺分泌的荷爾蒙多達五十種以上！其中包含素有「超級荷爾蒙」之稱的「可體松」。「可體松」能抑制體內所有的發炎，是具有「滅火」作用的重要荷爾蒙。所謂「發炎」，不僅限肉體症狀，也涵蓋各種心理壓力引發的症狀。「可體松」因為有對抗壓力的作用，因此又別名「壓力荷爾蒙」。

身心感受到壓力時，腎上腺會分泌可體松對抗壓力，守護身體健康。對於遠古的人類來說，最大的壓力來自「飢餓」與「對抗外敵」。當人體暴露在壓力下，腎上腺分泌的可體松會促使血管猛烈收縮，血壓隨之上升，以便令人保持在緊張狀態。不但如此，血糖也會升高，讓人不感覺餓。

這些生理變化都會使人暫時處在高壓狀態，因此不知飢餓，然而一旦外敵退去，就可以放鬆戒備喘口氣。也就是說，腎上腺的上工是有時間性的，工作與休息分界清楚，弛張有度。

相較之下，現代人始終生活在戒備狀態，難得放鬆。雖然少了遠古時代必須忍飢挨餓、對抗外敵的生死交關，但取而代之的卻是二十四小時暴露在食品添加物、藥物、咖啡因、有害化學物質、光刺激、感染等疾病，以及過勞、睡眠不足等族繁不及備載的各種壓力下。

為了對抗壓力，腎上腺只好一直保持在上工狀態，導致疲累不堪。它們呻吟著「我再也無法動彈了」、「讓我休息吧」，最後不得不對壓力豎白旗，出現慢性疲勞、憂鬱、過敏、不能成眠等各種身心功能失調。

如今有許多孩子都面臨如此艱難的處境。現在的兒童生活在他們父母輩未曾經歷、也無法想像的壓力下。這些壓力不僅來自課業成績、人

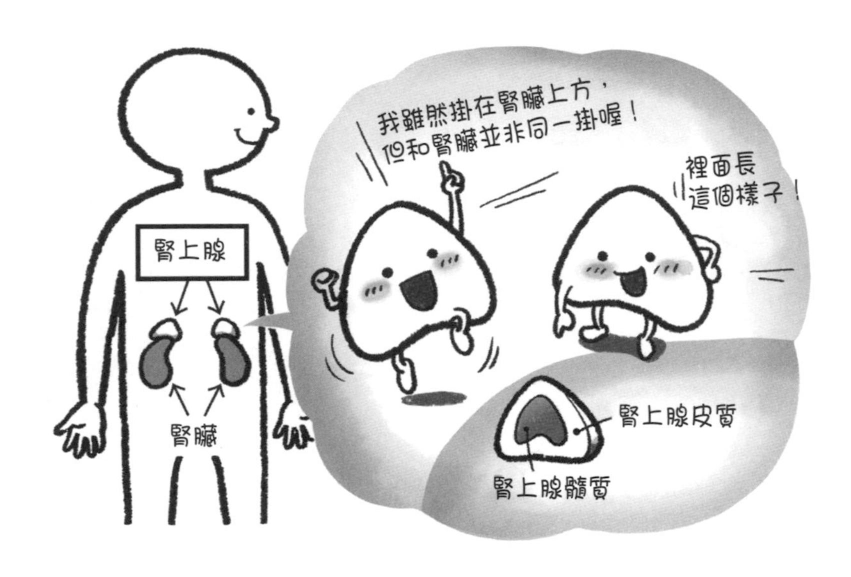

際關係緊繃，還包括稍早列舉的不當飲食、有害物質等。

現代生活環境所充斥的、無可避免的大量壓力源，已經遠超過孩子的身心所能處理。多到滿溢出來的壓力，只要一個引爆點，就可能出現症狀。

不但如此，最近的研究更指出，腎上腺疲勞的影響不只作用在精神與肉體，更波及腦部功能。筆者的門診有許多發展遲緩與擁有過敏體質的孩子，他們的症狀乍看與腎上腺無甚關連，但是細細診察之下，竟發現這些孩子的腎上腺皆疲弱且功能低下。他們的父母多認為孩子的問題在於心理素質不佳，但往往事後發現，飲食內容與生活習慣才是主因。

接下來，讓我為大家說說實際發生在這些孩子身上的改變。

案例 1　早上賴床不起

花式麵包加點心零食，不良飲食習慣累垮腎上腺

上學日的早晨，眼見再不出門，上課鐵定遲到，但偏偏孩子就是起不了床。「還不快給我起來」、「到底要躺到什麼時候？昨晚八成又沒好好睡覺！」每天一大清早就上演親子反目的戲碼，三番兩次為了起床鬧不愉快，容易發展成孩子拒不上學的棘手問題。

你沒看錯，拒學問題可能和腎上腺功能有關！

把早上爬不起來的孩子帶到醫院檢查，醫生說是「起立性調節障礙」、「自律神經失調」。但，總不能開給孩子低血壓的治療藥物吧！只好叮嚀孩子：「平常多運動，早上就能夠精神抖擻的起床了。」

然而，孩子總是累到虛脫，怎可能有餘力去運動。怪的是，這樣的孩子一到傍晚竟然靈光起來，醫生和老師便合理推論，「會不會是因為討厭上學」、「難道是在學校遇到麻煩？」錯誤的推論反而模糊了問題焦點。

我有一位拒學的中學生病患，歡歡喜喜考上志願學校，才入學不久，早上就賴床、醒不來。像他這樣的案例並不少見。焚膏繼晷努力拚上志願學校，一開始還能正常的背著書包上學去，可是過了一個黃金週假期①（Golden Week）便後繼無力，再也沒辦法到校。或是勉強撐過一學期，暑假過後就無法早起上學。

經過入學考試的洗禮以後，早上漸漸爬不起來，無法上學，這是因為準備大考耗盡氣力，導致腎上腺疲勞。回溯準備入學考試期間，學校放學後，這些孩子連喘口氣的時間也沒有，就得趕著去補習班。

問他們都吃些什麼？因為要熬夜K書，吃的多是大量碳水化合物的餐點、零嘴、垃圾食物。大考前的最後衝刺期間，多數孩子無法在家吃晚餐，往往只能以超商的飯糰、便當、花式麵包果腹。營養不足更加重

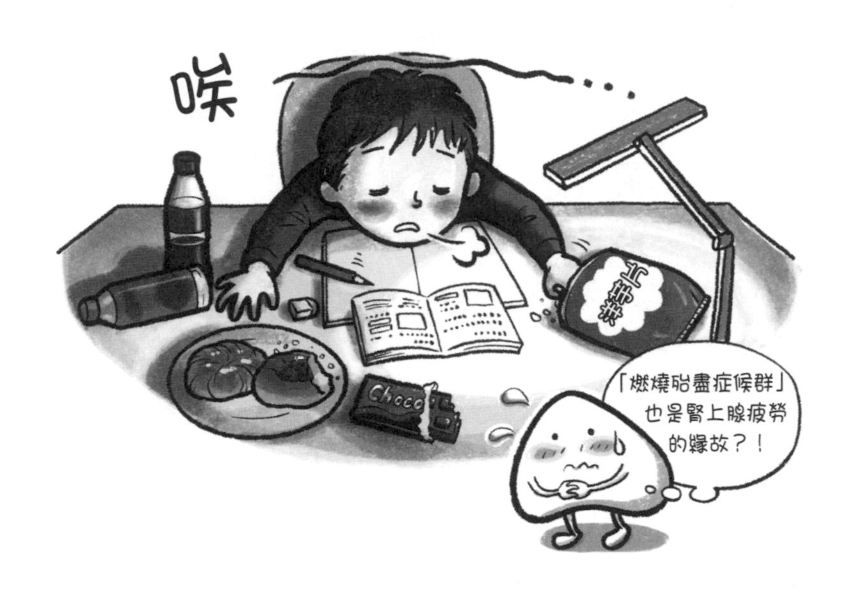

腎上腺的工作負荷。

儘管身心俱疲，但是在「入學考試」的大目標鞭策之下，身體仍使勁壓榨腎上腺，以便堅持到考試結束。對孩子來說，入學考試或學校大考就是一種「壓力刺激」，疲於應付的腎上腺只能硬著頭皮擠出可體松來應付壓力需要。以大人的狀況來比喻，就像是熬夜加班，依賴喝咖啡提神撐過去。

而當刺激解除，也就是大考結束後，被榨乾的腎上腺無法行使正常功能，便開始出現各種症狀。

不了解實情的大人，見到孩子考上第一志願以後卻不願上學，誤以為是孩子「失去奮鬥目標」。而如果是沒能考上理想志願的孩子，大人就解讀為「學校不合孩子的意」、「沒考好所以失志」，當成心理問題或自律神經失調看待。事實卻可能是：失去大考的壓力刺激，只是「每天去上學」的例行公事，已不足以鼓舞腎上腺繼續奮鬥……

一旦歸咎心理因素或自律神經失調，家長更無所適從了。因為醫生總是叮嚀說「生活作息要規律」，偏偏孩子就是無法規律作息，真叫人不知如何是好。

● 無法上學並非心理因素

遺憾的是，腎上腺疲勞的孩子很難得到大人的體諒。

孩子拒不上學，大家首先想到心理問題，找學校導師想辦法、請諮商中心開導，別說是悖離了真正原因，連想都沒想到「腎上腺疲勞」這回事，還怪罪孩子「意志薄弱」，或擔心「該不會是得憂鬱症」，甚至把矛頭指向同儕，懷疑孩子是否與同學不和？

家長和老師盡往自己所能理解的範圍找原因，孩子心性單純，被問到：「你是不是在學校遇到問題？」「你和同學還好嗎？」他們很容易被誘導，往這些方面去附會。大人於是憑著孩子模糊曖昧的記憶開始過度解讀，「一定是○○對他說了過分的話」，斷定孩子遭到霸凌，誤會逐漸擴大，本來沒有的事，卻被強化成心理問題，最後真的成了心病。

等一等！問題不就是早上起不了床嗎？

腎上腺分泌的可體松會幫助身體在早晨清醒，所以腎上腺一疲勞，早晨該起床的時間往往爬不起來。健康人體的可體松分泌規律是：早晨四～六點開始增多，八點左右分泌量達到高峰，然後漸次下降，半夜到清晨四點左右降至最低。

這一分泌規律稱為「晝夜節律」（Circadian Rhythm，又稱生理節律、概日節律、日夜節律）。可體松的分泌在早晨逐漸增多，人便清醒過來，夜間分泌量降低，身體於是進入休息狀態。

但是腎上腺疲勞會造成生理機能衰退，分泌規律錯亂。白天活動量大，人體本該旺盛分泌可體松，可是「晝夜節律」錯亂的人卻催不出濃度，整日昏沉無力。到了應該減量的夜晚，可體松還是持續分泌，相對上來說，夜晚的分泌量反而顯得偏高，因此難以入眠。

這麼一來，腎上腺即使入夜也得不到休息，只會日益疲憊，漸漸的，早上爬起不來，終於陷入無休無止的惡性循環。

要切斷這一惡性循環，就必須讓腎上腺充分休息，然後重新建立白天晚上弛張有時的開關機制。但是不懂得箇中玄機的父母，卻只是一味責怪孩子早上起不來、晚上不睡覺，早晚都在催孩子快起床、快睡覺。

腎上腺疲勞與「上咽喉炎」的驚人關連

引發腎上腺疲勞的原因之一，與近來備受關注的「上咽喉炎」大有關係。上咽喉發炎的孩子，早上多半起不來。人體發炎時，腎上腺會分泌可體松協助滅火。上咽喉發炎自然會刺激腎上腺分泌可體松，而萬一形成慢性發炎，可體松被迫時時分泌，終會累垮。不幸的是，上咽喉慢性發炎的孩子正日益增多。

上咽喉位於鼻腔的深處，正好在鼻腔與咽喉之間。說是發炎，未必都會有疼痛、發熱等明顯的自覺症狀。嚴格講起來，上咽喉本來並非容易發生感染的位置。但偏偏就真的發生感染，而且還是遷延不癒的慢性發炎。

起立性調節障礙、上午的疲勞感、眩暈、失眠（以上都是早晨爬不起來的原因），以及頭痛、肩頸僵硬、腹痛、鼻塞、溼疹等多不勝數的症狀，都可能與慢性上咽喉炎有關。

導致上咽喉慢性發炎的原因百百種，多數是咽喉反覆染上風寒，或是感染溶血性鏈球菌未加以治療等的重複感染所造成。本書將在稍後談到的真菌毒素，也可能引發上咽喉炎。

反覆感染將導致身體失去對抗感染的免疫力，如果用火災來比喻感染引起的發炎，就好比火場的火一直未能完全撲滅，在悶燒狀態下反覆燒起來（再次感染）。而「上咽喉」正是最容易顯露出火勢傷害的部位。

預防慢性上咽喉炎，不讓自己感染當然很重要，而萬一感染，也要徹底治療，終結感染。平日務必充分攝取營養，把免疫力鞏固起來。

此外，習慣用口不用鼻的「口呼吸」，會造成乾空氣經由嘴巴直接吸入鼻咽腔，容易引發上咽喉炎。至於是否罹患上咽喉炎，上醫院檢查最確實。不過，醫師本身如果對上咽喉炎缺乏認識，恐怕幫助不大。幸好，日本願意受理慢性上咽喉炎治療的醫療院所近來已逐漸增多。

家長帶孩子就診前，可以先自行初步判斷孩子是否罹患慢性上咽喉炎。方法是檢查孩子的肩頸肌肉是否僵硬？如果組織發炎，周邊肌肉都會緊繃。有慢性上咽喉炎的人，多數可見肩頸部僵硬。

從耳朵下方經過側頸部，延伸到鎖骨的「胸鎖乳突肌」，左右兩邊各一，按壓會疼痛的人，有上咽喉炎的可能性高。

我們的診所有「上咽喉炎清洗治療」，為患者清潔上咽喉的發炎部位。許多早上起不來的孩子，不過是接受如此簡單的治療，就解決了「賴床」問題。在家治療上咽喉炎的方法，還包括洗鼻、溫敷頸部、口貼膠布（預防口呼吸）等手段。

孩子除了喜歡賴床，如果還持續出現以上列舉的諸多不適症狀，就要懷疑有慢性上咽喉炎[2]。

① 黃金週假期是日本四月底至五月初的國定連假，也稱為大型連休。
② 更多上咽喉發炎介紹與治療方法，請參見新自然主義出版的《上咽喉發炎》。

案例❷ 要死不活、喜歡搞自閉

服用抗憂鬱劑和從事運動，反加重腎上腺疲勞

「我家孩子對任何事都提不起勁」、「鄰居的孩子每天在操場開心踢足球，我們家孩子放學回來就癱在沙發起不來……」孩子因此被貼上「懶惰蟲」的標籤，老是被大人怒聲斥責「你爭氣點」、「怎麼連一點小孩該有的活力都沒有！」

且慢，孩子或許不是懶，而是腎上腺疲勞。腎上腺疲勞的人，怎可能會有活力呢！

現在的孩子有多辛苦？以小學生來說，早晨到校以後，就是一連串緊湊的課堂學習和體育活動，然後揹著沉重的書包回家。中學生和高中

生也是如此。如果通車路途遙遠，那更是備極辛勞的求學路。光只是來回學校，腎上腺奮發使勁的勞苦功高，都值得我們鼓掌致意。

有些孩子就愛「搞自閉」，寧可自己關在房裡，也不願和同伴們一起玩。有位感到煩惱的小學生母親說，孩子雖然乖乖上學，但是學校下課時間，他只肯待在教室一個人看書，既不到教室外走動，也不和同學玩。回家以後就躲在房間裡。「孩子的爸也擔心小孩不到外面玩，是不是很反常……我聽說小朋友一樣會得憂鬱症，莫非我們家孩子也有憂鬱問題？」

孩子凡事提不起勁、不想到外面玩，真的都是憂鬱等心理因素引起嗎？父母如果誤解孩子，就可能錯失了解決真正問題的契機，孩子反而從此再也找不回該有的活力。

藥物無法根本解決心理症狀

如今接受抗憂鬱劑處方藥物治療的孩子越來越多。求助兒童精神科、身心科等，一旦被判定為憂鬱症，醫生幾乎都會開給抗憂鬱劑。

憂鬱症容易被解讀為心理疾病，但其實憂鬱症與腎上腺素、正腎上腺素和多巴胺等神經傳導物質有關。腎上腺素、正腎上腺素和多巴胺這三種神經傳導物質，合稱為「兒茶酚胺」（Catecholamine）。「兒茶酚胺」是具有興奮作用的覺醒性神經傳導物質，而「血清素」（Serotonin）這種神經傳導物質正好能夠抑制其作用，為我們安定情緒。

血清素別名「幸福荷爾蒙」，從字義上不難看出，它有助於我們心境平和。但這並不表示兒茶酚胺分泌減少、血清素分泌增多就會比較健康，關鍵其實在於兩者的比例平衡。

選擇性血清素回收抑制劑（Selective Serotonin Reuptake Inhibitors，簡稱ＳＳＲＩ）」是治療憂鬱症常見的處方藥，然而服用ＳＳＲＩ並不保證體內血清素的量增多。用藥把不足的血清素濃度提高，只是讓大腦錯以為血清素變多罷了。

服用這類藥物，當然無法根本解決問題。不但如此，對孩子來說，藥物還會造成肝臟負擔。關於這一點，本書稍後會再詳述。

孩子也像大人一樣有自己的情緒，不想要天天呼朋引伴往外跑，會很奇怪嗎？安靜看書、關在房間不出門，或許是為了讓身心得到足夠的休息。

在學校被老師說「總是無精打采」，在家被懷疑「是不是生病了，難道是憂鬱症？」還催促他要多多運動。經常被這樣叮嚀和糾正，容易模糊了問題焦點，分明不是憂鬱，最後真的變憂鬱了。

● 徜徉在陽光下，有效補充維生素D

不到戶外走動，人會變得情緒低落，越來越萎靡不振，營養學可以說明其中原因，重點就在於維生素D。我們一般對維生素D的認知，是協助鈣質作用，強壯骨質。事實上，**維生素D不足與憂鬱症大有關係**。日本人普遍缺乏維生素D，除了不易從飲食中足量攝取之外，紫外線照射時間不足更是關鍵原因。

人體可以透過太陽的紫外線照射，自行合成維生素D。然而，以雪白肌膚為美的審美風潮，與紫外線傷害人體的醫療保健資訊大行其道，都讓大人小孩祭出滴水不漏的防曬手段。越來越多孩子外出時要塗抹防曬乳，在游泳池戲水或從事海上活動時，會在泳衣之外加穿一層「防曬衣」（Rash Guard）。

但是過度防曬，或是長時間待在缺乏日照的屋內，可能造成精神不穩定。我們當然要慎防酷暑或是長時間日曬造成中暑，可是極端的防禦紫外線，勢必造成維生素D缺乏。

日照時間短的北歐居民，容易患憂鬱症，就是因為紫外線照射不足。所以閉門不出的孩子出現憂鬱症狀，並不令人意外。不但如此，維生素D不足的孩子，也特別容易過敏。

我們雖然沒必要把自己曬成黑炭，但還是得認真看待曬太陽的重要性，哪怕一天日曬十分鐘都有益健康。

沒活力的孩子飲食都有共通點

人體大約有六十兆細胞，發動生命的能量就來自每一顆細胞裡的「粒線體」（Mitochondrion）。所以粒線體素有「能量製造工廠」之稱。如果說「事事提不起勁的孩子」與「閉門不出的孩子」有何共通點，那就是「粒線體」功能低下。

人體的肌肉、神經等所有活動，都必須依賴粒線體生產的能量驅動。而生產能量的原料，仰賴我們每天的飲食供應。

請容我再次強調，對於平素懶散、無精打采的孩子，我們容易怪罪「個性問題」，但是當粒線體功能低下，任何人都會能量不足。也就是說，孩子神情淡漠、做事提不起勁，其實和日常飲食內容有關。

關於粒線體的作用，我們留待下一章詳談。可以確定的是，不當飲食習慣會導致孩子容易疲勞，失去朝氣活力。

有氣無力的孩子最顯著的飲食偏好，就是喜歡吃碳水化合物。

筆者在診間常聽這些孩子的媽媽說「孩子專挑碳水化合物吃」。繼續追問平日的飲食內容，主食不外乎飯糰、年糕、麵包，點心就是豆沙包一類的甜餡料包子或仙貝等。

大量攝取碳水化合物，將導致什麼後果呢？我們會看到血糖值高低震盪。每次一進食，血糖急速飆升，不一會兒卻直直落，血糖忽高忽低，猶如坐雲霄飛車。**血糖值劇烈震盪會令人感到疲憊，做什麼都累，所以樣樣嫌麻煩，事事提不起勁**。

事實上，抱怨孩子「專挑碳水化合物吃」的媽媽，自己本身就喜歡吃碳水化合物，所以孩子的三餐內容多半以碳水化合物為主。早餐吃吐司，中午在學校吃營養午餐，不是米飯就是麵包，晚餐吃蓋飯等。

粒線體需要維生素B群帶動工作效率，但是**大量攝取碳水化合物（醣類），必須消耗更多維生素B群來幫助代謝，這於是分搶了粒線體**

所需的維生素B群，讓人乏力、精神萎靡不振，而掉入惡性循環。

在斥責、糾正孩子不夠活潑、積極之前，是否先檢視一下自家的餐桌比較好呢？

案例❸ 過動、沒定性

以為在吃補，卻是過度刺激大腦興奮?!

兒童發展遲緩裡的ＡＤＨＤ（注意力不足過動症，一般簡稱過動症），是大家耳熟能詳的一種表現類型。自從ＡＤＨＤ廣為人知以後，門診來了很多擔心孩子罹患過動症的家長。他們懷疑家中好動坐不住的孩子，是否罹患了ＡＤＨＤ。

但是，請大家冷靜思考一下。孩子的本性就是活潑好動，覺得新奇好玩，就要玩玩看，玩膩了，立刻把注意焦點轉移到別處……只因為孩子好動，就連結到「過動症」，這是否說得過去呢？

現在的學校老師比較敏感，孩子稍微坐不住，就要求家長帶去醫院

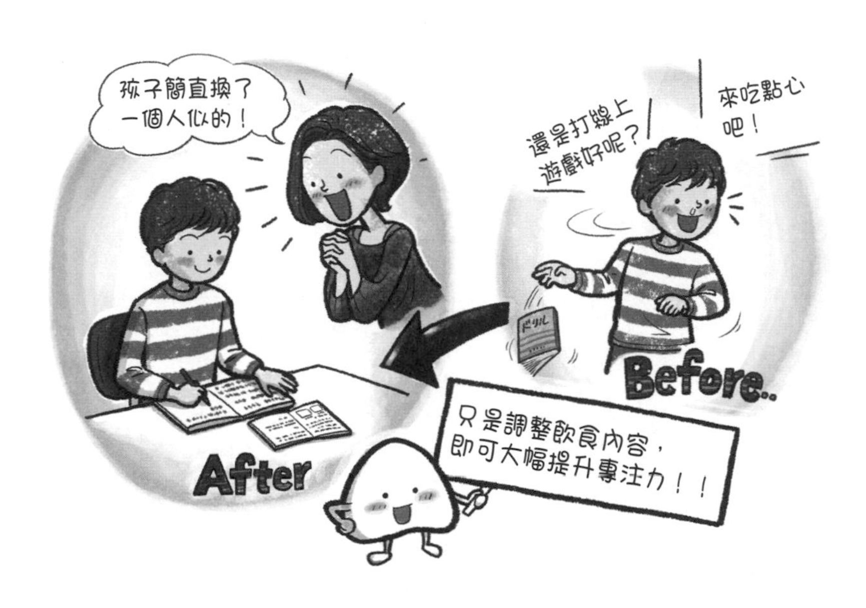

接受診療。而家長得到醫生給孩子「發展遲緩」的診斷結論，便以為找到合理答案而感到放心。

然而，筆者在斷定病名之前，更在意孩子的症狀表現。我們不甘於只是下診斷、走千篇一律的制式處理模式，而是專注探索如何消除困擾孩子的症狀。

「孩子坐不住，所以設法找出他究竟患了哪種病」，這樣還不夠，比找出病名更重要的是了解症狀，並且在嘗試錯誤的過程中，摸索出適切的好方法完成治療，這對孩子來說才是真正的福祉。

●更換家常菜單後，孩子立即判若兩人

坐不住的孩子無論在家或是在學校，常常被糾正「你專心一點！」然而，孩子或許不是不願專心，而是無法專心；無法專心的禍首，也許是「沒有吃對」！禍害之一，就是「麩質蛋白」（小麥）與「酪蛋白」（乳製品）。

各位聽說過「無麩質蛋白」、「無酪蛋白」飲食嗎？世界男子網球排名第一的諾瓦克・喬科維奇（Novak Djokovic），就是以其獨特的「無麩質蛋白」、「無酪蛋白」飲食聞名。

所謂「麩質蛋白」，即小麥蛋白質。小麥粉加水搓揉以後變得Q彈有勁，這股勁道就是來自小麥麩質蛋白。從麵包、拉麵、烏龍麵、披薩、義大利麵、蛋糕、甜甜圈、餅乾，到餃子皮、油炸麵衣，全都是從

小麥粉變化而來。酪蛋白則是乳製品所含的蛋白質，牛奶、優格、起司、奶油全都含有酪蛋白成分。

喬柯維奇在自己的書中明白寫道，他把含有這兩種成分的飲食從自己的餐桌上拿掉以後，專注力大為提升，球場上的表現突飛猛進。這方法對於精神無法集中、靜不下來的孩子也同樣有效。

早餐吃吐司加優格、中午吃學校供應的麵包牛奶，晚餐吃炒飯或水餃……府上是否也在不自覺間，天天吃小麥粉製品配乳製品？

小腸黏膜是免疫力的大本營，也是吸收營養的重要器官，而「麩質蛋白」與「酪蛋白」會傷害小腸黏膜，造成小腸發炎的高風險。小腸黏膜發炎正是引起孩子躁動不安的原因。

發炎形同人體失火，體內失火，孩子焉有氣定神閒的道理。為了滅火，腎上腺只得加班趕工、大量分泌可體松，最終造成腎上腺疲勞。

●被誤認為有益健康的成分引發過動

飲食中的地雷，除了「麩質蛋白」與「酪蛋白」以外，麩胺酸（Glutamate）也是導致孩子精神不穩定的一大原因。

麩胺酸是胺基酸的一種，具有獨特的鮮甜味。自然界的食物當然也含有麩胺酸成分，但真正引發問題的，是人工製造的「鮮味劑」（化學調味料）。微波食品、食物調理包、調味醬、高湯塊、零嘴等，幾乎所有的加工食品都含有這類化學調味料。

民眾看到加工食品的包裝標示寫有「胺基酸」等成分，容易誤以為是「有益健康的成分」。乍看之下似乎如此，但其實麩胺酸是刺激大腦的化學物質。猶記得我們這一輩小時候，常聽說「多吃化學調味料可以變聰明」，可見得它對腦部的刺激性有多強。

過度攝取麩胺酸，大腦會處在興奮狀態。正值學習黃金期的孩子，需要適度刺激活化大腦，然而一旦刺激過度，就會落入無法接收重要刺激的麻木狀態。

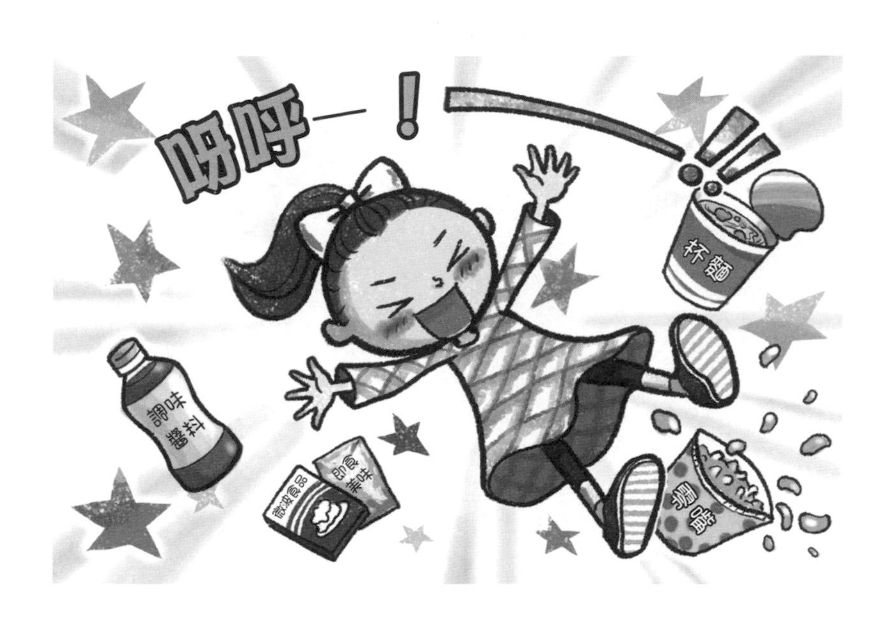

過度刺激大腦會發生什麼狀況？以下事例可以為我們說明。媽媽正在講一通重要電話，孩子卻在旁邊大聲吵鬧。氣得媽媽差點抓狂，忍不住想吼他：「安靜點，我聽不見電話了！」這就是平時給予大腦太多強烈刺激，導致孩子無法進入狀況（媽媽講電話，不能吵她）。

同樣的，老師交代的重要功課、媽媽叮嚀的注意事項，大腦都無法將它們當一回事。課堂上的學習也是如此。老師說這堂課有三大學習重點，可是孩子最多就只記得一點，難免讓人懷疑是否有「學習障礙」。

持續攝取麩胺酸，如同是在體內蓄積毒素。毒素累積日久，就會造成發炎。攝取麩胺酸還會成癮，大腦為尋求刺激而越吃越想吃。美國將這樣的成癮者稱為「Adrenaline Junkie」（腎上腺毒蟲），泛指那些仰賴刺激遊戲或提神飲料，去激發腎上腺分泌的人。一個人精神亢奮時，美國人會說：「腎上腺素來囉！」（Adrenaline is coming!）腎上腺的英文是「Adrenal Gland」，即腎上腺素的分泌器官。

腎上腺素釋出的瞬間，人會感到心情舒暢，可是在此同時，除了腎上腺素，還有正腎上腺素、可體松也會跟著大量釋出，造成腎上腺疲勞。這就是為什麼「啥事也沒做卻很疲累」的原因。

我兒子念幼兒園的時候，某天跟我們到中餐館用餐。孩子吃了這頓飯以後，出現前所未有的精神亢奮，我們立刻明白這家中餐館的菜添加了大量化學調味料。我家並不使用化學調味料，也只有平日不接觸這類化學物質的人，才能夠敏銳察覺。孩子體格小，耐受力也低，大人能承受，孩子卻可能遭到莫大刺激。

要杜絕一切的微波即食品或許有困難，但如果孩子已經出現精神不寧的過動傾向，最好趕緊先檢視府上的餐食內容。

此外，坐不住的孩子還有可能是原始反射（寶寶與生俱來的生理反射能力，一般會隨著成長逐漸消失）未能正常消退。關於原始反射，留待第三章詳細討論。

案例❹ 錯別字詞多（識字障礙）

當心食物帶來的「白色念珠菌感染」，造成注意力渙散！

「看看你，又計算錯誤！你有重新檢查嗎？」
「國字老是寫錯，你上課有好好看黑板嗎？」
「都練習多少回了，你到底打算何時才要把字背起來？」

有的孩子因為專注力差，做事非常粗心大意。

每次犯錯，都要被大人狠刮一頓，但粗心有時真的不是孩子故意，而是吃錯東西害的。

腸道環境惡化容易導致粗心大意

粗心大意的原因之一，和「坐不住的孩子」一樣，問題出在過量食用小麥製品和乳製品，原因同樣是麩質蛋白與酪蛋白刺激腸道發炎。發炎促使腎上腺不斷滅火而疲勞，大腦也無法行使正常功能，做事當然失誤連連。

腸道持續發炎，會引發腹瀉、便祕等腹部不適症狀，腸道菌叢生態紊亂、惡菌增生。最具代表性的，就是「困難梭狀桿菌」（Clostridium Difficile，簡稱困梭菌）的例子。它原本是無害的腸內菌，然而一旦過度孳生，分泌的毒素就會導致腸炎，引發腹瀉。

孩子罹患感染性疾病，醫生常會開給抗生素等處方藥物。服用抗生素以後，孩子容易腹瀉，這便是抗生素殺滅腸道細菌的緣故，而且是不分好菌壞菌通殺，從此造成腸內菌叢生態大亂。

困梭菌在腸內過度繁殖，會助長具有興奮作用的「兒茶酚胺」（腎上腺素、正腎上腺素和多巴胺等神經傳導物質合稱）增多。**「兒茶酚**

胺」分泌過剩，孩子會處在受到過度刺激的精神亢奮狀態，一會兒要這個，一會兒要那個，無法專注在單一目標；一言以蔽之，就是不能專心，粗心失誤也是必然的結果。

一般人或許無法想像，腸道菌叢生態紊亂竟然與做事粗心大意連結上因果關係。這絕非筆者誇大，而是千真萬確的事實。

●再怎麼留意仍會粗心犯錯的真正原因

如果說孩子粗心大意的起因和「真菌毒素」有關，你會認為我在說「天方夜譚」嗎？「真菌毒素」是典型的生物毒素，不僅傷身，也傷大腦。

「真菌毒素」並非肉眼可見的真菌（黴菌）③，而是真菌分泌的化學物質，無法憑肉眼判斷是否存在。進口的玉米、小麥、堅果、果乾等，受到「真菌毒素」污染的風險高。

孩子對你的說明總是有聽沒有懂、經常不能正確分辨國字或英文字母……粗心、教不會的背後，或許有真菌毒素在搞鬼。每個人排除真菌毒素的能力不同，而且個體的差異性極大。接受真菌毒素檢驗後發現，毒素數值偏高的孩子，寫國字容易掉筆劃，或是分不清英文字母「b」和「d」、「m」和「w」的不同。但，這絕非本人粗心大意，而是真的「看不出來」。

你聽說過「閱讀障礙」（Dyslexia）嗎？事實上，「閱讀障礙」背後往往隱藏著「真菌毒素」的問題。老是記不住注音符號、寫字經常左右顛倒、朗讀時掉字跳行、英文字母一練再練還是忘記、國字寫得歪七扭八……「閱讀障礙」是指閱讀方面的學習障礙，因此以上的問題不全然是閱讀障礙。只不過，「閱讀」如果有困難，「書寫」起來也將不容易，所以「閱讀」和「書寫」障礙常同時發生。

「閱讀障礙」並非智力缺損引起，當事人甚至擁有高智商，因此嚴格說起來並不屬於發展遲緩中的「學習障礙」（LD）。但是日本現今的學校教育，把「閱讀障礙」這類讀、寫問題都歸類為「學習障礙」。

這真是黴菌
惹的禍？！
bog
doy
妳就不能
細心一點嗎？

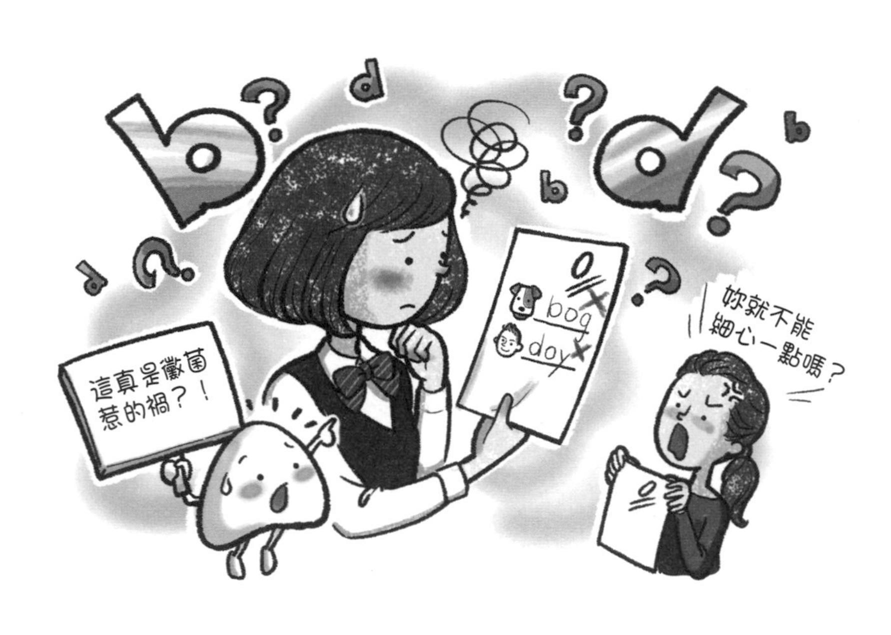

孩子一旦被專家認定為「不會寫國字」、「不會看文章」，就可能喪失許多學習機會，最後真的變成學習障礙了。

「閱讀障礙」不只是識字困難，寫字也會拆解分家，或是無法寫出適當大小，所以跑出格子外；做算數算同樣錯誤百出，比方說小數點點錯位數，得到離譜的答案。臨床上檢測這些孩子，會發現他們並非全然都是學習障礙，但多數有真菌毒素過高的問題。

家長始終不明白，「這孩子為何總是粗心大意？」然後推斷「八成就是不專心」。然而，即使是認真專注的孩子，如果體內真菌毒素過高，還是容易出錯。他們會集中意識專注閱讀，但維持不了二十分鐘左右便後繼無力，抱怨「我好累」。

曾經有所謂「閱讀障礙」的孩子，就讀中學以後遭受學習挫折。這孩子好不容易考上志願學校，開始學習英文，卻怎樣也學不會。他曾寫得一手漂亮的國字，所以父母完全不認為孩子有學習障礙，純粹只是「學不會英文」而情緒低落。

雖然社會風氣已經開始有所調整，但是在學歷至上的日本，英語如果一竅不通，勢必影響將來的發展，因此是不能不慎重看待的大問題。這孩子後來經過去除真菌毒素治療以後，又能寫出漂亮國字，學英語也開竅了，就連數字計算的速度都變快。

實不相瞞，犬子的真菌毒素也曾經偏高，不辨英文字母的「b」和「d」，幸而現在已經完全治癒了。他還自我解嘲地開玩笑說，「實在不懂當時為何讀不懂英文字」。

一想到許多大人小孩只因為不認識真菌毒素的危害，至今還在百般受苦，我們就感到十分痛心。家長因為「就我們家孩子不行」而自責，轉而責難孩子；受挫的孩子不明白「為何我就是做不到」，開始自我懷疑，兩者的處境都叫人心疼。最大的傷害其實不在於真菌毒素高，而是孩子的自我評價受到打擊。如果明白「這一切都是黴菌害的！只要去除黴菌，問題即可迎刃而解」，相信大人小孩都可以安心的喘口氣。

對抗真菌毒素，首先就是不攝取含大量真菌毒素的食物（方法請參見第二章）。只要狀態恢復良好，當孩子再次吃到含大量真菌毒素的食物，自己便會立刻察覺。曾經有過徘迴在低谷的經驗，孩子本身能理解「不是我不好，而是沒吃對」，如此一來也能挽回自己的自信心。

---

③ 真菌（Fungus）根據菌落形態，區分為黴菌（Mold，多細胞，有菌絲體）與酵母菌（Yeast，單細胞，無菌絲體，但可能有假菌絲，例如白色念珠菌）兩大類。但中文並未細分，常把真菌統稱為「黴菌」。

案例❺ 容易緊張焦慮

並非心理素質差，而是缺乏鋅元素

孩子畏縮不前，容易焦慮緊張，看在父母眼中，難免憂心這孩子將來可怎麼辦呀！這或許並非孩子天生的個性使然，也不是父母教養無方，而是其中另有緣故。

●多吃甜食，養成「情緒化體質」

神經質的孩子體內往往缺乏鋅元素。鋅是一種大量存在牡蠣等魚貝類、有機蔬菜的礦物質營養素。那麼，為何神經質的孩子體內鋅元素不足呢？

人體對鋅的吸收能力有個體差異性，有些人對鋅的吸收力確實較差，不過我們做有機酸檢測時，發現神經質的孩子體內草酸鹽偏高。

大家都知道，菠菜等葉菜類富含草酸鹽，草酸鹽會與體內的鈣質結合，凝結成草酸鈣，嚴重時可能導致泌尿道結石。將菠菜這類葉菜汆燙以後，可以去除大部分草酸鹽，如果不是大量食用或生吃，不至於釀成問題。然而，在討論草酸鹽危害時，不可忽略腸道健康在其間發揮的影響力。

前面談到過度攝取小麥麩質蛋白和酪蛋白，會引起腸黏膜發炎；過量攝取碳水化合物（特別是甜食），會造成腸道菌叢紊亂，助長肚子裡的白色念珠菌孳生。草酸鹽會在白色念珠菌的推波助瀾下增多，而當體內草酸鹽增多，會與重要礦物質鋅、鈣、鎂結合，自尿液排出。這就是為什麼努力攝取礦物質，體內仍然缺乏鋅、鈣、鎂。

這一連串環環相扣的因果關係，可以整理為**「腸道不健康↓體內草酸鹽增多↓鋅元素缺乏↓焦慮神經質」**。

礦物質鎂的排出，也是造成精神不安定的原因之一。鎂的作用猶如興奮性神經突觸（Synapse）受體的大門，前面談到攝取過量麩胺酸的孩子容易躁動，而如果鎂能夠守住神經突觸受體的大門，那麼即使吃進麩胺酸，也不至於刺激神經過度反應。所以說，**鎂具有調節興奮物質刺激作用的功能，可以緩和不良物質對情緒的負面影響**。

如果不能有效改善鋅或鎂等礦物質不足的問題，只是一味教育焦慮、神經質的孩子要「勇敢一點」、「多做深呼吸調整心情」，仍不足以消除孩子容易擔心受怕的不安情緒。

● 腿腳痠痛可能是草酸鹽堆積大腦的徵兆?!

草酸鹽呈現針刺狀結晶，孩子抱怨腳踝、膝蓋等關節疼痛，有可能是體內草酸鹽過高。有一說法是，草酸鹽會在腦部堆積。我們在ADHD的過動兒身上，也發現草酸鹽偏高跡象。

菠菜等葉菜類（尤其是汆燙後的澀水中）、可可、竹筍、羔羊肉、煎茶、巧克力等食物中的草酸鹽濃度高。但真要說起來，比起從飲食攝取進來的草酸鹽，我們肚子裡的細菌合成製造的草酸鹽危害更大。與其拒吃含草酸鹽食物，不如調整好自己腸道的菌叢生態更切合實際。把腸道照顧好，也可以安定孩子的情緒。

多數媽媽一聽到孩子缺乏鋅，反正缺啥補啥，首先就想到給孩子大補鋅元素。不過事情並沒有這麼簡單。身體對鋅的消耗量遠超乎我們所預期，因此無論給孩子吃多少富含鋅元素的食物，仍然可能不足，**特別是成長期的孩子需要大量的鋅**。

小朋友的指甲常會出現白點，這就是缺鋅的表現。由於消耗量太大，攝取趕不上消耗，所以不敷使用。常見的「成長痛」也是如此。孩子半夜抽泣說「腿好痛」，天亮起床又好了。大人以為是孩子正在抽高的緣故，但其實仍是鋅不足引起。「原始反射」也是造成孩子神經質的可能原因，讓我們留待第三章再詳談。

案例 6　過敏體質（異位性皮膚炎、花粉症等）

皮膚是大腦的鏡子！當心甜點零食與油炸物的油脂

罹患異位性皮膚炎、花粉症等過敏疾病的孩子日益增多。不是我危言聳聽，這年頭大概幾乎找不到完全沒有過敏症狀的孩子。不久前，花粉症還是成人的專利，然後病患年齡逐漸降低到中學生和高中生，接著是小學生，現在連幼兒園、托兒所的孩童也常見罹患花粉症。只能說，**如今連孩子的腎上腺也累壞，身體變得容易起過敏反應**。

異位性皮膚炎看似表皮疾病，反映的卻是大腦狀態。這話從何說起呢？表皮與大腦都來自外胚葉分裂而成，也就是說，它們出自同一源頭的細胞。筆者平日為許多孩子看診，從那些在門診中躁動、坐不住的孩子身上，深刻見識到皮膚健康果真是反映大腦狀況的一面鏡子。

飲食中盡量遠離小麥與乳製品，勵行無麩質蛋白、無酪蛋白飲食，藉此健全腸道健康以後，許多孩子的異位性皮膚炎都獲得改善。

過敏的孩子為何總是情緒焦躁？

過敏的孩子通常容易躁動。皮膚搔癢難耐、鼻子發癢流涕等肉眼可見的症狀，固然令他們渾身不適，但根本的原因在於：皮膚鬧脾氣，大腦也會跟著亂。

表皮與大腦都是外胚葉分裂而成，皮膚的健康狀況與大腦有著互為表裡的對應關係。皮膚的表面覆蓋著一層油（脂），稱為「皮脂」，大腦的成分也是以油（脂）的比例占多數。所以攝取「好油」，既可美膚，又能益腦。如果經常攝取甜食零嘴、油炸物等有損健康的油脂，對皮膚和大腦會造成不良影響。

當腸道受損發炎，這類有害物質就容易長驅直入影響腦部，讓人躁動不寧、脾氣火暴。為了抑制發炎，身體勢必得大量分泌可體松滅火。而可體松有興奮神經的作用，大量可體松讓人處在亢奮狀態，製造可體松的腎上腺也疲累不已。

精神亢奮的孩子渾身帶刺，容易頂撞父母師長，大人自然會認為孩子「不受教」。但是，孩子的桀敖不馴並非個性天生如此。至今為止，我們診療過許多因為腎上腺疲勞而出現過敏症狀的大人小孩。一旦過敏病情緩和下來，他們的性情也變得穩重和善。這不是因為治好過敏，所以脾氣也變好，而是他們原本就性情溫和。此外，我們的經驗發現，過敏性皮膚炎的孩子不吃蛋以後，個性和皮膚症狀多數也都變好了。

便當的常見食材成為致癢過敏原

過敏的孩子躁動不安的原因之一，來自「組織胺」刺激。

出現花粉症、異位性皮膚炎等過敏症狀時，醫生常開給「抗組織胺」。這是因為組織胺分泌過剩，會引發身體過敏反應。組織胺可能由外來的食物攝取，也可能由身體自行合成製造。**吃下含大量組織胺的食物，有的孩子會出現搔癢症狀**。

這種致癢的食物之一，就是大家普遍認為有益健康，而要孩子多吃的番茄。經常在孩子的便當裡出現，也是孩子最愛的培根、小香腸、火腿等加工肉品，以及香蕉、鳳梨、奇異果、芒果等原產自南方國度的水果，還有沙丁魚、秋刀魚、鯖魚等青皮魚類，也都含有大量組織胺。

青皮魚向來被視為健腦、補腦的健康食物，很多媽媽喜歡煮給孩子吃。魚的鮮度很重要，鮮度降低，組織胺就會增多，有過敏症狀的人尤其要注意。而即使是不會對青皮魚過敏的人，吃了不新鮮的魚，照樣會出現過敏症狀。經常聽人說，吃了前一天的生魚片以後皮膚發癢，嚴格講起來，這不是過敏，而是大量組織胺引起人體的類過敏症狀（又稱**假性過敏**）。

富含組織胺的食物如此之多，總不能要求過敏的孩子通通不准吃，只能請大家自己多斟酌。成長發育階段的孩子，身體許多功能尚未成熟，分解組織胺的能力不足，過敏與否有很大的個體差異。組織胺分解能力差的孩子，尤其要留意。不放心的家長，可以前往提供組織胺檢測服務的醫療機關，接受檢測諮詢。

●孩子飲食好惡多，並非只因為愛使性子

體內組織胺過多的孩子，常常討厭吃富含組織胺的食物。這類食物一入口，就讓他們感覺說不出的不對勁。部分孩子則是有時吃得下，有時又不願吃。胃腸不舒服的時候、花粉症發作的時候、長溼疹的時候，都是組織胺過度分泌時。這種時候，孩子會本能地對富含組織胺的食物敬而遠之。

孩子當然不懂什麼是組織胺，但是出於本能反應，會自動避開這些地雷食物。只是大人此時卻勉強他們：「飯菜要吃乾淨，不可以偏

食！」雖然是有益健康的食物，但未必人人都能消受。孩子的口味好惡，有時並非真的只是任性而為。

家長以為「血液過敏原檢測都說沒事了，應該就可以吃」，因此總要孩子勉強吃下去。然而，孩子不願吃，可能是有健康上的充分原因，建議家長還是不要強人所難比較好。

組織胺分解能力差、有過敏的孩子，如果表示不願吃，父母還是就別勉強孩子了吧！很多媽媽都為了孩子的偏食煩惱不已，孩子偏食或許正是身體自我保護的手段，何妨輕鬆看待。

舉例來說，對杉樹花粉過敏的孩子，不願吃番茄；對秋天的艾草花粉過敏的孩子，討厭吃紅蘿蔔或芹菜。花粉的部分成分是蛋白質（過敏原），與某些蔬果植物裡的蛋白質類似，可能引發過敏反應。

蔬果未經加熱，或以近乎生吃的狀態食用，吃起來會咬嘴，甚至引起耳朵深處發癢發疼。如果因為「大家都在吃，應該沒問題」而堅持繼續吃下去，就會出現過敏反應，像是鼻塞，或先前提到的上咽喉發炎等組織胺過剩的症狀。

基本上，除非大量攝取，否則應不至於出現強烈反應，但是就連過敏原血液檢測也不易下診斷，因此只要感覺不對，就別再吃下去。家長最要緊的任務，莫過釐清適合自己孩子的飲食內容。

組織胺過剩的狀態，意味著身體不斷受到刺激。換言之，是身體十分敏感的狀態，所以會變得容易躁動不安。筆者至今接觸過許多坐不住、過動、神經質的孩子，發現我們無法一刀切式的明確分類說「吃哪些食物的孩子屬於哪一類型」，因為所有因素都交錯重疊。

● 頭痛腹痛也是過敏症狀

溼疹、皮膚搔癢、流鼻水、打噴嚏都是過敏的典型症狀，但是你知道**頭痛、腹痛也是過敏的表現**嗎？事實上，**頭痛、腹痛有可能是組織胺的作用**。比方說，孩子罹患花粉症時，除了常見流鼻水的症狀以外，不少人還會抱怨頭痛、肚子痛。

有些花粉症的孩子，在發作期間的早晨，起床就頭痛、肚子悶痛。家長於是向學校請假，帶孩子看醫生。但是許多孩子的頭痛、肚子痛只在早上發生，傍晚以後便船過水無痕，也未出現腹瀉等明顯症狀。白天遊戲的時候並不疼，醫生檢查也未見異樣，因此常被誤會是「心理因素」，甚至叮嚀孩子「要多吃食物纖維」。

每年一到花粉漫天飛舞的季節，過敏體質的孩子體內組織胺濃度就變得非常高，而組織胺對身體的影響是全面性的。

有一種胃藥名叫「H 2 阻斷劑」（H2-blocker），這個「H」就是組織胺的字母開頭，所以抗組織胺和 H 2 阻斷劑的意思是相同的。大人服用 H 2 阻斷劑的目的是要抑制胃酸，但其實開發製造 H 2 阻斷劑的最初用意，卻是為了阻斷組織胺受體，不讓身體釋出組織胺。

過敏的孩子也是因為體內組織胺過剩，陷入失控狀態，導致胃酸過度分泌，早上起床肚子隱隱作痛。常常肚子痛跑廁所，卻又不是拉肚子。但人真的不舒服，所以向學校請病假。

組織胺的作用遍及全身，大腦也無法倖免。組織胺作用太過，會引發頭暈、頭痛。因為花粉症等過敏症狀，服用醫生開給的抗組織胺以後，感到昏昏欲睡，就是抗組織胺作用於腦部，阻斷了組織胺分泌。

人體原本會自行分解組織胺，而分解組織胺的酵素來自小腸黏膜，但是嚴重過敏的孩子，也就是腸道不健康的孩子，分解組織胺的能力差，無法及時分解組織胺的結果，就是讓過多的組織胺在體內作亂。

一般人打幾個噴嚏就可以輕鬆解決的問題，對於這些孩子來說卻因為分解組織胺的能力不足，造成太多組織胺在體內到處游走而變成過敏症狀。

就筆者所見，多數家長都不願孩子因為花粉症服用藥物。事實上，許多時候使用點鼻劑就可以緩解症狀，還不需動用到抗組織胺等治療過敏的處方藥。不過，點鼻劑只能夠暫時應付症狀，無法真正治療頭痛、腹痛。根據觀察，患有花粉症或鼻炎的孩子，因為嚴重頭痛、腹痛而服用抗組織胺，往往能夠一舉消除所有症狀。

行文至此，讓我們從頭複習一遍。容易過敏的孩子，分解組織胺的能力差，同時伴有腎上腺疲勞，問題就出在腸道不健康（小腸炎）。肉體與心理乍看並無相關，其中卻有著環環相扣的蝴蝶效應，無法絕對切割。而身心問題的源頭，都可以指向來自腸道的發炎危害。腎上腺為了消滅腸道發炎的火而疲於奔命，最終雖然遏止了組織胺作亂和全身的過敏症狀，自己卻也累垮。

前面說到皮膚與大腦具有緊密連結的關係。想要緩和過敏症狀，先決條件就是腸道必須健康。腸道要健康，得盡可能避免攝取麩質蛋白、酪蛋白、高醣飲食，阻止腸道持續發炎。治好發炎，腎上腺不再疲勞，過敏也將隨之獲得改善。

當然，這一切無法在一夕之間完成，不過至少在見到治療成果以前，家長不強迫孩子吃他們不願意吃的食物，就是在支持孩子邁向健康的下一步。

案例❼ 胃腸虛弱（慢性便祕、腹瀉）

既不是纖維不足，也不是運動不足，而是「腸道黴菌」作怪！

胃腸功能不彰、腸道發炎，影響至關重大。孩子身心問題的由來，在於腸道不健康。相信讀者們對於其中的道理，已經有充分認識。讓我再次強調，腎上腺疲勞的孩子腸道不健康。反過來說，解決腸道健康問題，可以減輕孩子諸多身心困擾。

一般人說到「腸道不健康」，只會想到「容易便祕或腹瀉」。孩子常因此被怪罪，說是食物纖維攝取不足，或是缺乏運動，甚至被懷疑是拿「肚子痛」做藉口逃避上學，而歸咎心理因素，也有說是自律神經失調引發的莫名症狀。當然，我們無法排除其中或許隱藏有心理問題，因為肚子痛本來就可能有各種複雜的原因交錯。

● 吃優格治「腸道黴菌」適得其反

近來，罹患「小腸菌叢過度增生症」（Small Intestinal Bacterial Overgrowth，簡稱ＳＩＢＯ）的大人小孩變多了，尤其孩童的罹患率更是激增。ＳＩＢＯ是指腸道中「非致病菌菌叢」過度增生引發疾病。小腸原本不該有大量細菌存在，但是因為攝取了過量麩質蛋白和醣類，它們都是微生物喜愛的食物，因此養出引發腸道塞車的過量細菌。

小腸的主要功能在於吸收營養，小腸機能低下，無法正常吸收食物養分，營養就會被送到大腸。太多營養進入大腸，助長了大腸細菌瘋狂孳生。大腸的細菌爆滿，反向小腸流入，引發小腸細菌增多，形成ＳＩＢＯ。飯後下腹突出的孩子、脹氣難過的孩子、放屁連連的孩子，都可能罹患了ＳＩＢＯ。

罹患SIBO的人，首先必須減少攝取有損人體健康的毒素，少吃麩質蛋白、醣類、甜食，能有助於減少腸道的壞菌、黴菌孳生。

大家**都說多吃含乳酸菌的優格、發酵食品、食物纖維有益腸道健康，當心！在SIBO的狀態下，攝取這些食物反而助長黴菌、細菌孳生，造成反效果**。正確步驟應該是暫時節制這類食物的攝取，首先健全腸道黏膜，然後才可適度進食這類食物。

案例8 夜尿（尿床、漏尿）

不是教養不力，也不是水分攝取過量，改善飲食習慣自然治癒！

「都快上小學了，怎麼還改不掉尿床習慣！」有同樣煩惱的孩子真不少。不但如此，有些孩子都上小學高年級了還不時尿床，讓許多媽媽擔心不已，甚至經常為此斥責孩子。

尿床並非父母教養不力，有的孩子在萬般無奈之下為尿床看醫生，服用抗利尿荷爾蒙解決問題，但是停藥以後仍繼續尿床，只得持續依賴藥物。最傷腦筋的是，這並非根本解決問題的辦法。

花式麵包、甜點零食含有「真菌毒素」，傷害大腦！

小學五年級的A君和媽媽一同來求診。雖然不是天天尿床，但仍不時發生。升上六年級之際，學校會有一次外宿活動，他希望在這之前治好自己尿床的毛病。

真菌毒素檢測顯示，A君的毒素數值相當高。沒錯，**真菌毒素常常是引發尿床的原因**。目前已知真菌毒素會誘發阿茲海默症，其對腦部造成的直接影響由此可見。真菌毒素甚至會作用於大腦的下視丘與腦下垂體。

人體天生具備的抗利尿荷爾蒙，為腦下垂體所分泌，目的是減少排尿量。在抗利尿荷爾蒙的作用下，尿量減少，身體以此控制夜間排尿量。如今因為真菌毒素影響，腦下垂體無法正常運作，於是夜尿頻頻。

A君的狀況並非情緒緊張引發尿床，而是受到黴菌侵擾，混亂了正常的生理功能運作。尿床的起因，往往是身心壓力大，尤其像是學校的外宿活動，不比在家中吃睡自由。而麵包、甜食等助長真菌孳生的食物，在活動期間也多半比平常吃得兇，都讓真菌毒素有增無減。

我們立即展開A君的真菌毒素治療，請家長留意照顧孩子的飲食內容，果然搶在學校的夜宿活動前治好了A君的尿床。

A君的案例出手快，一出現困擾馬上就來治療，因此治療過程順利。但是也有孩子好不容易治癒尿床，卻因為上了國中以後經常外食，真菌毒素再度增多，國中三年級又為了尿床來看診。

媽媽說：「孩子又開始自己亂吃，趕緊把他帶來，讓醫生好好說說他。」上了國、高中以後，孩子的活動範圍擴大，家長對他們在外的飲食難以約束，需要孩子本身足夠的自覺配合。

一般孩子看尿床門診，幾乎所有的醫生都未說明真菌毒素的危害，只是開給處方藥物，並且叮嚀傍晚以後少喝水。前面已經說明「閱讀障礙」與真菌毒素的關係。筆者的診療經驗發現，**尿床、閱讀障礙與真菌毒素三者常共伴發生，在臨床上十分普遍**。學習困難的孩子無法閱讀、字寫不好、老是認錯字，如果還經常半夜尿床，你能想像他們有多自卑。

容我再次強調，比起病痛、真菌毒素，更叫人擔心的是孩子失去自信，在人生路上舉步艱難。但是，只要找對問題的癥結所在，調整飲食內容與生活環境，問題都可以獲得改善。如此一來，孩子的性情也會隨之改變，連同未來的人生都將大為光明。

但願為人父母者，乃至於孩子身邊的大人們，能夠體貼孩子的艱難處境，體察他們真正的需要。

第 2 章

我家治療腎上腺疲勞的七大習慣

——用「減法保養」解放身心！

●照顧腎上腺的基本守則很簡單！

第一章解釋困擾孩子們的症狀，以及症狀發生的原因。這一章要說明如何在日常生活中照顧孩子的腎上腺，內容全都是保護腎上腺不過勞的具體方法。照顧腎上腺的基本守則很簡單，就是以下三要領而已。

①拒於門外：造成身體負擔的物質，以及會在體內形成毒害的物質，盡可能「拒於門外」。

②勤於出清：不累積毒素，「勤於出清」。

③適度攝取：有益身體健康的營養應「適度攝取」。

筆者敢拍胸脯打包票，只要牢記並實踐這三大要領，重新賦予腎上腺活力，困擾著孩子的症狀都可以獲得改善。腎上腺製造、分泌荷爾蒙，原料來自我們每天的飲食。平時應避免食用會造成腎上腺負擔的食物，同時攝取有益腎上腺的食物。而若不慎吃進有害健康的物質，也要讓身體有足夠能力將其排出體外。

「拒於門外」、「勤於出清」、「適度攝取」三大要領當中，既不造成家庭額外負擔，又最有效的當屬「拒於門外」。也就是直接從源頭管控，不製造身體負擔，而且沒有額外的金錢花費。

重點在於家長要知道——哪些是毒？如果是學前兒童，孩子沒有多餘零用錢自己買東西吃，又還未開始食用學校的供餐，只要家裡大人嚴加把關，孩子就可以將毒素「拒於門外」。現代餐桌可說是滿桌的毒素大餐，因此，首先只要做到「不讓有害物進入餐桌」的「減法保養」，就能發揮宏大效用。

① 節制攝取拖累腎上腺的食物！

●新知！從腸道治療大腦！

第一章談及腸道與大腦相互影響的緊密關係，因此有「**腦腸軸**」一說。現在的醫學展開了一連串「從腸道治療大腦」的應用，小兒治療也不例外。筆者從診療孩童的經驗發現，幾乎所有的病童都有輕重不等的胃腸問題。

腹瀉、便祕、脹氣（經常放屁）等症狀，都是腎上腺疲勞容易引發的腸道問題。當腎上腺疲勞使得可體松分泌不足，身體便無法有效修復胃腸的黏膜組織。不但如此，消化酵素也不能有效運作，因此容易出現便祕、腹瀉、胃炎等症狀。

所有的身心失調，背後必定都有腸道問題。**腎上腺的保養也要從「腸道」開始**。

第一章談到，白色念珠菌（Candida）之類的真菌和細菌等，會引發腸道問題。實際上說是腸道問題稍嫌籠統，具體的病名就是「小腸炎」。小腸黏膜發炎會造成組織損傷，連結細胞與細胞的「接著劑」Tight Junction①變得鬆散，腸黏膜細胞之間產生空隙，形成「腸漏」，醫學上稱之為「腸漏（Leaky Gut）症候群」。

健康的腸黏膜會將有害物阻隔在外，只吸收身體必要的養分。但是受損、變薄的腸黏膜防禦功能低下，黏膜的網眼變得疏鬆。就像篩網的網眼變鬆以後，本不該通過的大物質也能暢行無阻，疏鬆的黏膜網眼失去應有的篩選功能，不分好壞通通放行。細菌、有害物質、未消化的蛋白質等，三兩下就混入血液中。

腸道的免疫防禦出現缺口，功能崩壞，不只是腸道健康抱恙，諸如食物過敏、異位性皮膚炎、感染症等各種免疫系統相關疾病也會跟著出現。為了抑制發炎，腎上腺加班趕工，拚命分泌可體松，陷入過勞的無間地獄。腎上腺疲勞的孩子會出現腹部（腸道）問題，想來也是理所當然。

●三種食物一定要注意！

腸道是直接接觸食物的臟器，食物經口進入體內，通過食道和胃，來到大小腸。食物從進入口腔到排出肛門，猶如經過一條水管。從水龍頭注入的水，一定會接觸水管內壁，進入腸道的食物也是如此。雖然消化、吸收的過程都在體內運作，本質上卻如同在體外發生，因為是直接接觸食物，所以腸胃道也可視為外部器官。

正因為如此，把那些會直接傷害腸黏膜的食物「拒於門外」，就變得非常重要。那麼，哪些是守護腸道健康所不能容忍的有害物呢？大家只要記住這三樣就好。

① 避免食用「麩質蛋白」（小麥製品所含蛋白質）

②避免食用「酪蛋白」（乳製品所含蛋白質）
③減少醣類（碳水化合物）和甜食的攝取

你或許聽說過「無麩質蛋白飲食」、「無酪蛋白飲食」、「減醣飲食」，用意其實和右邊列出的三種「拒於門外」的食物是同樣的。這三類食物都是引起小腸黏膜發炎的元兇，腎上腺為了抑制發炎而卯足了勁分泌可體松，所以它們也是無端浪費可體松的禍首。

●喜歡吃麵包、牛奶的你務必要知道！

首先針對「無麩質蛋白飲食」、「無酪蛋白飲食」加以說明。含「麩質蛋白」的食物包括麵包、義大利麵、披薩、烏龍麵、拉麵等麵食類，還有即食穀物麥片（Cereal）、咖哩的醬料塊、餃子皮、大阪燒、天婦羅等油炸物的麵衣、餅乾和蛋糕、甜甜圈……含「酪蛋白」的食物有牛奶、起司、優格、鮮奶油等乳製品。

以上每一種都是孩子們喜愛的食物，所以我經常會面對家長的質疑：「這樣孩子豈不是沒東西吃了嗎」、「我們家孩子最愛麵包、義大利麵，他能受得了嗎？」

有些父母認為，「我家孩子天天吃也沒事」、「不給孩子吃最愛的食物，孩子好可憐。」然而，檢驗結果發現，越是愛吃麵包、麵食，而且幾乎餐餐都吃的孩子，或是最喜歡吃牛奶、起司、優格的孩子，體內問題越多。讓他們試著停止攝取麵粉類食物二至三週，症狀即獲得改善，專注力有所提升。

孩子對麩質蛋白與酪蛋白欲罷不能，其實是有原因的。麩質蛋白內含有「麥醇溶蛋白」（Gliadin）成分，這是一種致癮性的蛋白質，具有強烈成癮作用，會令人越吃越想吃。同樣的，酪蛋白裡的嗎啡素（Casomorphin），是一種鴉片樣肽，化學結構與嗎啡類似，成癮性高。

事實上，實行「無麩質蛋白飲食」、「無酪蛋白飲食」對日本人來說並不困難。只不過是不吃麵包，盡量吃米食罷了（但米飯是碳水化合物，適量攝取即可）。

比方說，**早餐原本吃吐司配牛奶或優格，改吃米飯配味噌湯；晚餐不吃麵食，改吃飯糰；以豆製品取代乳製品；三餐以日本傳統和食為主。**

比起以麵包、義大利麵、披薩為主食的歐美人，我們實行「無麩質蛋白飲食」、「無酪蛋白飲食」，是不是容易多了呢？雖然學齡兒童上小學以後，中午得吃學校的供餐。但只要早餐和晚餐把關得宜，一樣可以見到孩子的進步。

● 甜點零食餵養腸道裡的黴菌

醣類也和麩質蛋白、酪蛋白一樣，會餵養腸道裡的黴菌，損害腸黏膜。這裡的醣類是指碳水化合物和甜食。過量攝取醣類，將擾亂腸道菌叢生態，助長腸道裡的「白色念珠菌」大量繁殖。白色念珠菌是人體的常在菌，當腸道裡的菌叢生態平衡時，它只是安分的待著，一旦甜食（醣類）吃多，它們就壯大起來，開始作亂。

白色念珠菌最愛甜食，醣類一多，它們就大肆繁殖。三餐未吃到十足飯量的情況下，肚子卻飽脹難消，通常就是白色念珠菌在腸道裡發酵，產生大量氣體。在肚子裡養了很多白色念珠菌的人，放屁特別臭，這也是白色念珠菌助長了腸內其他惡菌發酵的緣故。腸道健康以後，胃腸不再鬧情緒，排便和排氣就不會散發惡臭。

大量的白色念珠菌會導致腸道吸收力變差，所以當白色念珠菌得到控制以後，小腸吸收力提升，身體也會強壯起來。

現在，各位應該已經知道如何擊退白色念珠菌了吧！沒錯，就是盡量不吃甜食、減少攝取碳水化合物，不讓白色念珠菌有大餐可吃。尤其小朋友最愛花式麵包、巧克力、含糖飲料，三餐又喜歡吃白米飯、烏龍麵、拉麵、炒麵等。每天吃著吃著，在不自覺間餵養腸道裡的黴菌，侵蝕腸黏膜。

第一章談到，腸道裡的黴菌孳生，會波及一個人的精神狀態。這些黴菌助長了體內草酸鹽增多，容易引發情緒不安。要求一般人三餐飲食完全不攝取醣類，未免不切實際，但少碰甜食、減少攝取次數，是值得努力的目標。正餐的米飯等主食，則留待最後適量攝取即可，不必求多。

● 腦腸互通！飲食如何影響學習與專注力？

天下父母心，總希望自己的孩子可以更專注學習、更有活力衝勁、能文能武，而且自主學習。我說這一切的起點，還是要回歸到孩子的日常飲食。

上補習班苦讀的孩子遠比我們想像中更普遍，為了趕補習，正餐往往草草了事。即便幫孩子帶了便當，讓他們可以在補習班熬到深夜，但是便當的內容如果盡是一些冷凍調理食品，總是渾身疲憊的孩子也無法把書讀進腦袋裡。就像汽油耗盡的汽車，油門催得再緊也動不了。

在營養不足的狀態下，體內有害物質還在不斷累積，大腦與肢體都會不聽使喚，讓人心有餘而力不足。與其顧著為孩子繳交昂貴的補習費，不如把心力用於導正孩子的飲食習慣，更可以有效提升學習效果。

前面談到腦腸互通的話題。不良的飲食內容導致小腸黏膜損傷，腸壁出現間隙引發「腸漏」，讓有害物質通過腸黏膜的防護屏障進入血液，循環到達腦部，造成「腦漏」（Leaky Brain）。（請參照第一〇二頁圖示）也就是說，腸道狀態不佳，給了有害物質進入腦部的可趁之機。

人類的腦部有「腦血屏障」這道防禦機制，可以守護大腦，不讓有害物質越雷池一步。然而，一旦發生「腸漏」，防衛機制出現破口，有害物質得以進入大腦引起發炎，演變為「腦漏」。

為何原本應該守住大腦的腦血屏障會失靈呢？原因很多，其中一項要因就是「過度攝取小麥製品」（麩質蛋白）。麩質蛋白的結構成分之一「麥醇溶蛋白」，會對消化道的細胞膜發送刺激信號，使其分泌「解連蛋白」（Zonulin）。

「解連蛋白」能在細胞與細胞之間打洞。過多的「解連蛋白」作用於小腸黏膜，會鬆解消化道黏膜細胞之間的「緊密連接」，引發腸漏。「解連蛋白」還會經由血液循環到達腦部，作用於腦血屏障，破壞腦血屏障的「緊密連接」導致腦漏。

十歲前的兒童尤其容易受到麩質蛋白與酪蛋白的影響，諸多影響之一，就是引發「腦霧」。**所謂「腦霧」，是腦子彷彿蒙上一層霧，專注力和記憶力低下，腦筋一片茫然**。霧茫茫的腦袋自然不靈光，所以學習不力，有看沒有懂，讀書進不了腦袋。

預防腦漏，同樣必須先從健全消化道做起，節制麩質蛋白、酪蛋白與醣類的攝取。此外，盡量把所有的毒素拒於門外，這些毒素包括接下來要談的加工食品、真菌毒素等；然後是起居有時，作息規律，不累積壓力（不讓腎上腺疲勞）。

腸漏（Leaky Gut）
對腦部造成不良影響！

健康的腸道　　腸漏症候群的腸道

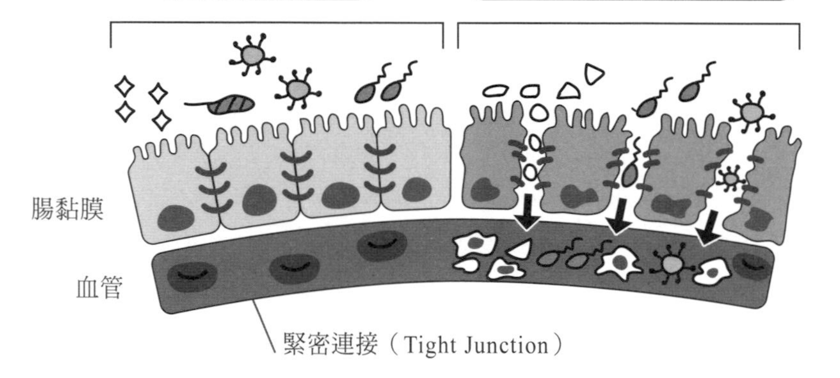

健康的腦　　腦漏的腦

腦血屏障

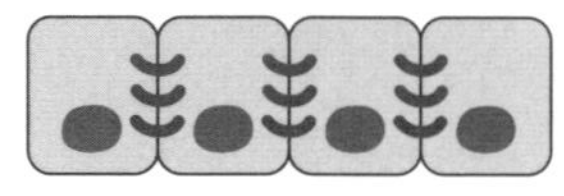

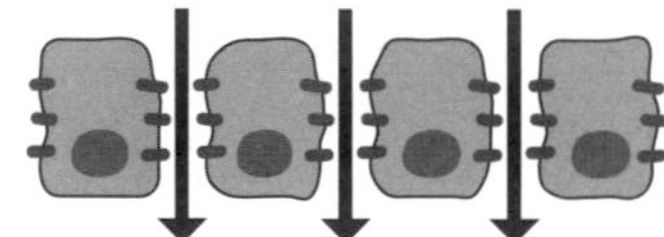

有害物質侵入腦部，引起發炎

因為不良飲食導致腸道黏膜發炎，「緊密連接」（Tight Junction）這一細胞之間的「接著劑」鬆動，讓有害物質趁虛而入，透過血液循環送往腦部。當「腦血屏障」（腦部防禦機制）的「緊密連接」也鬆動時，有害物質就得以進入腦部造成發炎，成為引起發展遲緩、憂鬱情緒等腦神經系統問題的導火線。

●「吃乳酸菌健全腸道」是錯誤解讀

全力守護孩子腸道健康的家長，往往會毫不吝惜的購買號稱「有益腸道」、「健全消化道」的保健食品給孩子服用。比方說，吃內含乳酸菌的優格。然而家長不知道的是，此舉連同酪蛋白也一起吃下肚，最終得到反效果。

同樣道理，消化道不健康的孩子不適合食用發酵食品，因為發酵食品全是黴菌！孩子就是因為肚子裡黴菌太多，才會出狀況，再送來另一種黴菌也無法解決問題。

腸道不健康的孩子，多半不喜歡發酵食品，他們會本能的拒絕更多黴菌進到肚子裡。所以我們治療這些孩子的時候，也會要求暫停食用發酵食品。腸道黴菌過多的孩子，就連味噌湯也不愛。但是隨著療程進展，腸道健康改善，黴菌減少以後，他們就能接受味噌湯和發酵食品的口味。

食用寡醣（Oligosaccharides，又稱低聚醣）的弊端，和吃乳酸菌的問題大同小異。雖然都說有益腸道健康，但寡醣不只是益菌的食物，它同時也是壞菌的營養，會讓腸道內的細菌量暴增。腸道不健康的人尤其要注意。

想要健胃整腸，「把關」比「引進」更重要。將好東西「吃進來」以前，先把壞東西「拒於門外」更為關鍵。

①緊密連接，又稱「封閉小帶」，為細胞膜共同構成之屏障，液體無法穿透。

②吃原形食物更勝加工食品

●現代人與毒物為伍

照顧好腸道健康以後，緊接著就是提升肝臟功能，這是養成「勤於出清」的體質所必要的條件。我們每天從飲食中攝取毒素，是肝臟在為我們解毒。如果說消化道是「身體的入口」，那麼肝臟就是「身體的出口」。

我們平日幾乎不會意識到肝臟的存在，但是它在我們看不見的地方默默執行著驚人的工作量。簡單的說，**肝臟是人體的解毒工廠**。將有害身體的物質分解成無毒成分，透過尿液和膽汁排出體外。肝臟一天二十四小時、一年三百六十五天，無休無止的為我們解身體的毒。

如果我們不斷對肝臟「投毒」，結果會如何呢？肝臟的工作負擔加重，最後超出負荷。「孩子生活單純，哪來那麼多毒。」很多家長會這樣想，但事實並非如此。

不是我小題大作，也並非危言聳聽，現在的孩子一身是毒。根據二〇〇五年對寶寶臍帶血（臍帶裡的胎兒血）內含的毒物調查統計，種類竟多達兩百種。而這已經是十五年前的調查數據，如今只會更多，不會變少。在一般人的認知裡，初來乍到人間的寶寶，本應該純淨無瑕，不沾染絲毫塵埃才對，豈知呱呱墜地的寶寶已經自帶兩百種毒素前來報到。

前面談到，最近就連幼兒園、托兒所的孩子也罹患花粉症，想來只是剛好而已。才出生的小小身軀就已經充滿毒素，在逼近耐受的臨界點上，只要再有毒素進來，立刻成為壓垮駱駝的最後一根稻草。本該與孩子無緣的花粉症，也在孩子身上發作了。

小小孩的肝臟解毒工廠，一出生就被迫動力全開，萬一不堪工作負荷，來不及解的毒素便四處流竄，到處點火引起發炎。身體為了滅火，要腎上腺加緊分泌可體松，終於把腎上腺累壞，也難怪腎上腺疲勞的年齡一再下修。

●培根、火腿、香腸不如鮮肉，魚罐頭不如鮮魚

在這樣的大環境下，我們所能做的，就是盡可能不增加肝臟負擔，好讓解毒工廠的運作輕省有力，方法是盡量將毒素「拒於門外」。請務必留意，**與其計較該多吃些什麼補充肝臟元氣，遠不如一開始就防止毒素進入體內**。肝臟的保養原則比照腸道，宜採取「減法保養」的要領。

為了將毒素「拒於門外」，對於入口的食物都應該多留一份心。不必鑽牛角尖，只要記得避開加工食品，盡量選擇原形食物即可。比方說，培根、火腿、香腸不如鮮肉，魚罐頭不如鮮魚。

盡量買生鮮食材自己烹調，而不是現成的熟食、方便菜。孩子的點心以親手製作最好，否則，也盡量吃仙貝、番薯取代甜食、零嘴。是不

是很簡單呢？相信大家都能立即辦到才對。

此外，魚類應避免購買鮪魚等大型魚。大型魚在食物鏈的頂端，累積大量甲基汞（重金屬），吃下這類食物，人體內也會累積重金屬，肝臟和腎上腺都受累。與其吃大型魚，不如吃「砧板放得下的魚」，以策安全。

● 不使用加工食材的「原味便當」，為何能提升孩子的專注力？

如果說加工食品有何問題，「食品添加物造成體內礦物質流失」會是最大的問題所在。現在的孩子面臨嚴重的礦物質不足問題。所謂礦物質，就是鐵、鋅、鈣、鎂、鉀、鋰等微量元素，它們都是維持生命所必要的營養素，然而人體無法自行合成製造，必須從食物攝取。

為何會缺乏礦物質呢？外食、超商便當、加工食品，幾乎（應該說是全部）都不含礦物質。更糟的是，裡面所含的大量食品添加物還會剝奪體內礦物質。

人體所需礦物質必須從食物補給，但是如今卻陷入「吃越多礦物質流失越嚴重」的矛盾。鎂元素不足，會令人精神焦躁、專注力低下；鋅元素不足，皮膚容易出狀況，異位性皮膚炎惡化；鋰不足讓人情緒憂鬱。

常見的食品添加物「磷酸鹽」，尤其嚴重剝奪人體礦物質。磷酸鹽可以保水，用在火腿、香腸等食品中，增添柔軟溼潤的口感，還有防腐、鮮色的作用。

磷酸鹽的「磷」也是礦物質的一種，它會與人體不可欠缺的鈣質結合，一起排出體外。所以攝取磷酸鹽過多，人體無法從腸道吸收鈣質，會導致骨骼缺鈣而空洞化。鈣與鎂、鐵等礦物質有連動關係，鈣質流失，鎂、鐵也會被一併排出體外。

本單元雖然只寫了火腿、香腸，但其實，幾乎所有的加工食品都添加了磷酸鹽。含有礦物質的食品，顏色一般會逐漸黯淡。可是超商的便當無論放多久，顏色仍然鮮艷。火腿、香腸也為了長期保持令人垂涎的美麗肉色與溼潤口感，而刻意去除內含的礦物質。

我家孩子的「原味便當」，總是泛著土裡土氣的淡褐色。沒有五顏六色配菜和熱鬧的卡通造型裝飾，學校同學卻羨慕說「看起來好好吃喔～」讓我們謹記「繽紛鮮艷的便當沒有礦物質」，鹹菜色的「老土便當」才是王道。讓孩子吃「老土便當」，他們會更專注學習喲！

最愛的垃圾食物餵養黴菌毒素，成為孩子學習的絆腳石?!

第一章討論了黴菌所產生的「真菌毒素」與學習障礙、閱讀障礙的關係。海島型氣候的日本，遇到高溫潮濕的季節尤其常見「真菌毒素」。目前已知「真菌毒素」是引發阿茲海默症的致病因素之一，在該症病人的腦部可發現真菌毒素。受害的還不只是高齡者，真菌毒素同樣會進入孩子的腦部，造成認知功能低下，引發學習障礙、閱讀障礙。

為孩子的學習能力著想，必須從源頭阻斷真菌毒素進入腦部；萬一進入腦部，也要設法排除。前面談到「腦漏」，原本應該防禦有害物進入大腦的「腦血屏障」關門不力，讓不該進入腦部的毒物跑了進去。腦血屏障無法發揮正常運作，導致有害物任意進入大腦，就會影響到孩子的學習表現與專注能力。

越是孩子愛吃的食物，真菌毒素往往越多，特別是穀物類最常見。比方說，垃圾食品為了壓低製造成本，使用低價小麥，其中就可能含有真菌毒素。小麥本身的成分又有「麩質蛋白」，對人體形同雙重危害。

此外，果汁、甜點等經常使用的「高果糖（玉米）糖漿」，原料是從玉米提煉而來，玉米本身就是非常容易受真菌毒素污染的食物。由此可知，孩子們最愛的點心零食與速食，都不是好食物。

事實上，大人偏愛的堅果類、水果乾、咖啡、酒類，在進口的輸入過程中也可能遭到黴菌污染，選用國產品可以相對降低風險。

「我家孩子老是不專心」、「我家孩子根本不讀書」、「我家孩子粗心又迷糊，好像沒帶腦子！」這不是大人或小孩的錯，一切都是黴菌不好！

高齡者在罹患失智症之前，認知機能原本正常，因此出現失智的前後可以對照比較，周遭人容易察覺，相較之下，孩童的狀況更為棘手。因為沒有「正常的良好狀態」可以比較，父母如果未能認識到真菌毒素污染等其他的可能原因，就容易歸咎孩子「不求好」、「沒衝勁」，孩子也會感到委屈又懊惱，認為自己都已經這麼用功，還看不到成果，不如乾脆放棄算了。

但願家長透過每天的飲食，讓孩子保持在「原本實力應有的良好狀態」。也唯有父母能夠為孩子做到如此無微不至了。不是筆者誇大，如今所見，孩子正面臨前所未有的重大健康危機。就連天真單純的孩子，都可以自覺到「自己的狀況實在不妙」。

附帶說明，真菌毒素污染基本上透過尿液檢驗即可知。方法是取早晨起床的第一泡尿液，檢驗其中的真菌毒素種類。日本許多醫療機構都提供這項服務，費用大約在五萬日圓（約台幣一萬三千元）左右。

●最新科學破解愛因斯坦大腦的祕密

腦細胞裡的「神經膠質細胞」（Glial Cells），近來備受科學界關注。我們熟悉的**腦神經細胞（神經元）只占腦細胞總量的一〇至一五%左右，其餘大約九成都是神經膠質細胞**。迄今為止，神經膠質細胞一直被認為是「無用的細胞」。你聽過「人終其一生只使用一〇%大腦」的說法嗎？這句話就是從「神經膠質細胞是無用細胞」的認知而來。然而事實並非如此。

神經膠質細胞的功能之強大，甚至可以說是人的第二大腦。它既是神經細胞的營養補給大隊，又是大腦的防禦大軍，一人身兼多重要職。神經細胞的功能運作端視神經膠質細胞的狀態是否良好。

舉例來說，倘若神經傳導物質過剩，神經膠質細胞會偵察感知到「量好像多出來了，我得吸收掉一些」；相反的，假如偵測到量不足，它會釋放一些，做出適當調控。

科學家發現，神經膠質細胞也負責腦部的免疫功能，腦部發炎時，它會幫忙消炎。當「腦血屏障」把關不嚴，讓壞東西進入而引起大腦發炎時，神經膠質細胞會活化起來，將壞東西驅逐出境。

問題就在於壞東西如果大舉入侵，神經膠質細胞可能會發動毀滅性的破壞。比方說，大量真菌毒素等有害物來犯，神經膠質細胞無暇細分敵我，就連重要的腦神經細胞也一起打。

這狀況就好比「超人力霸王」[②]要打擊怪獸，波及旁邊的民宅和大樓；神經膠質細胞本來只想打壞人，結果命不該絕的腦神經細胞無辜受牽連，而一起被打。

所以說，我們的保養重點就在於——如何將神經膠質細胞維持在良好狀態，與剛剛好的活躍程度。還是回歸老方法，那就是：盡可能將有害物質「拒於門外」，萬一進入體內，身體也能夠排出。

各位可知道愛因斯坦的大腦解剖研究結果嗎？想當然爾，大家都以為天才科學家的大腦神經細胞，一定比我等凡俗之輩多很多，誰知解剖一看，卻無甚奇特。反倒是被認為「無用」的神經膠質細胞，遠比一般人多。也就是說，厲害的不是愛因斯坦的腦神經細胞，而是神經膠質細胞。我們如果擁有功能健全的神經膠質細胞，大腦也可以發揮恰到好處的運作能力。

今日的美國有越來越多人罹患ALS（肌萎縮性脊髓側索硬化症）、MS（多發性硬化症，即俗稱的漸凍症）等腦部神經病變，日本同樣不例外。這些腦部變性疾病也是神經膠質細胞的作用不良所引起。

當毒素進入大腦，神經膠質細胞別無選擇，只能挺身戰鬥，因此我們能做的，就是避免神經膠質細胞與過剩的毒素做殊死激戰。也就是說，不讓毒素進入大腦，才可能將風險降到最低；而釜底抽薪之計，就是從源頭嚴加把關，不給毒素有機會進入體內。

在此同時，也要養成「能解毒的身體」。身體具備肝臟這座大腦所沒有的偉大解毒工廠，如何維護肝臟，使其保持在運作輕暢的良好狀態，這些解毒的學問，本書稍後會有詳述。

●拒絕毒素進入家門的要領

前面講述腎上腺疲勞對身體造成的危害，以及「把毒素拒於門外」的重大意義。然而，難就難在這些不該讓孩子吃的食物，偏偏又是多數孩子的最愛。家長總是面有難色的訴苦說：「孩子自己會想盡辦法偷偷吃」、「不讓他們吃太難了！」

的確，任憑父母言者諄諄，曉以大義，孩子仍會忍不住哀求要吃。再說了，鬼靈精怪的孩子明知道一打開冰箱就有好吃的，又怎能抵擋誘惑呢？沒錯，別把誘惑放在家裡就好。

和大人減肥的道理一樣，不讓可能增肥的美食誘惑出現在眼前，減肥才容易成功，若是帶孩子一起上超市，就要故意避開麵包、點心零食的陳列區。

筆者也是經過無數次失敗才終於領悟，孩子是「習慣的動物」。他們逛超市，會習慣性走到最愛的點心零食區，一旦養成固定模式，就很難戒掉。但是，當他們遍尋不著以後，終於認清「真的不會再有」的事實，也就把「沒得吃」視為理所當然。

此外，禁食破功的原因之一，要怪罪大人喜歡「拿壞東西做為獎賞」。孩子最愛聽到父母說，「你的努力爸媽都知道，今天好好慰勞你，特地為你破例！」外出旅行、課業成績或才藝有好表現時，家長常會將原則放一邊，特別通融孩子吃平日不准吃的拉麵、麵包、點心零食等。

可是如此一來，卻讓孩子以為「不夠努力就吃不到拉麵（麵包）」、「只在特別的時刻才能夠吃到這些食物」，反而刺激大腦的渴望，讓孩子望眼欲穿。大人這麼做根本適得其反！

所以，別將「慰勞」、「破例」這些字眼掛在嘴上，不當的說法引導只會刺激不當的慾望，趁大人沒看到的時候趕緊偷吃，或自己在外面買來吃。

對孩子而言，獎賞的食物總是散發著魔法光，如果讓他們對拉麵的直覺反應是：「哇，吃拉麵耶」那父母的操作就失敗了，應該設法將拉麵在孩子心目中的地位降格才是（當然並不僅限拉麵，拉麵在此只是比喻）。舉例來說，「外頭就只賣拉麵了，要吃嗎？」孩子聽了，會直覺認為：「外面賣的東西都沒得選了，那我們還是回家吃飯比較好。」

此外，家長的意識轉換至為重要。「不給孩子吃他們最愛的漢堡，孩子好可憐」、「孩子不能和同伴們開心吃點心零食，好孤單喔！」乍看似乎如此，但是為孩子長遠的未來著想，何不試著先給自己兩星期時間，體驗一下本書建議的「將毒素拒於門外的飲生活食」，實踐「拒吃已經吃慣的不良飲食」。當身體變好，症狀減輕，親身感受「效果」以後，想必就不會認為「這樣好可憐」了。

② 超人力霸王是日本一九六〇年代電視劇裡的巨大變身英雄。

③ 保護孩子不受環境毒害的排毒法

● 無法自行排毒的危險體質

大環境裡的毒素當然不會只存在食物中。以黴菌來說，不僅食物會發黴，空氣中也懸浮著無數黴菌。大家都知道麵包放久了會發黴，剝落的壁紙背面會長黴，浴室也容易發黴。

我們不只是從食物吃進真菌毒素，還不由分說的從空氣中吸入黴菌。想要將毒素完全阻絕在日常生活之外，是不切實際的想法。所以除了盡量遠離毒素之外，養成「能排毒」的體質同樣重要。

筆者的診所提供真菌毒素的尿液檢驗服務，見識到許多孩子身上充滿各種真菌毒素，而且數值高得嚇人。還好，只要懂得處理方法，毒素的數值高並不是大問題。

真正棘手的是身心狀況百出，尿液卻檢驗不出任何毒素。也就是說，這是「無法排毒的體質」。因為無從檢出毒素，也就不知道誰在作怪，治療曠日廢時，久久無法回復孩子原本該有的「健康狀態」。可以從尿液中檢出真菌毒素，意味著身體有足夠能力排除異物。只要是功能正常的身體，都應該可以透過每天排尿，一同帶出體內的毒素。

現在的孩子除了真菌毒素以外，還有太多非排出體外不可的毒素；這些毒素不除，就會造成體內大塞車。它們究竟都是什麼毒？以下為大家說分明。

● 空氣清淨機最適合擺臥室

真菌毒素不同於肉眼可見的真菌，因為看不見，所以日常生活中沒有人會隨時隨地意識到它的存在。然而，要嚴防真菌毒素侵擾，除了守住飲食健康，避免病從口入，生活環境的把關也很重要。除了真菌毒素以外，我們還同時暴露在其他毒素的威脅之下。例如，有害化學物質等經由鼻子或皮膚進入體內。

有的孩子晚上不睡覺，惹得父母大發雷霆，天天嘮叨：「到底要摸到幾點才甘心？還不快去睡」、「就愛玩手遊，才會不想睡」、「不睡覺怎麼長高！」但是你可知，孩子不想睡也許是寢室環境有問題！孩子的寢室裡放了哪些東西呢？衣櫃裡該不會掛著從洗衣店拿回來的乾洗衣物，上面還原封不動的套著塑膠套？

洗衣店使用的乾洗清潔劑，主要成分是有機溶劑1-溴丙烷(1-bromopropane)。待在寢室裡，不自覺的呼吸著有機溶劑污染的空氣，很多孩子出現頭痛、疲勞症狀，因此導致失眠。即使緊閉衣櫃，衣櫃的門板之間還是有微小縫隙，從裡面持續釋放1-溴丙烷，造成孩子整晚呼吸著污染的空氣。

睡眠時間的環境衛生不可輕忽。任憑你如何嚴加把守飲食安全，如果睡眠八小時暴露在污染風險之下，就意味著一天的三分之一持續受到有害物質污染。孩子抱怨「頭痛」、「睡不著」，問題或許不在他的決心或毅力不足，也不是喜歡熬夜，何妨檢視家中是否遭到有機化合物的污染。

習慣把乾洗衣物放入衣櫃的家庭，最好在寢室使用空氣清淨機。**許多家庭把空氣清淨機放在客廳，但其實放寢室更切合需求。乾洗衣物拿回家以後，應立刻去除塑膠套，掛在通風處，讓殘留衣物上的有機溶劑盡快揮發會更安全。**

●當心除臭劑、染髮劑、化妝品裡的「經鼻毒」！

不只是乾洗衣物暗藏危機，廣告打得如火如荼的消臭劑、清潔劑、柔軟劑、殺蟲劑、化妝品、芳香劑等（化學物），還有抽菸、汽機車廢氣（鎘）、染劑或塗料（鉛、鎘）、窗簾或地毯的阻燃劑等，大環境裡充斥的毒素，多半是透過呼吸進入人體內的「經鼻毒」。

我們檢驗發現，很多發展遲緩的孩子體內都殘留高濃度的除蟲菊精類殺蟲劑。目前已知除蟲菊精會升高罹患自閉症的風險。家中如有除蟲需要，應慎選安全的芳香藥草。

此外，化學芳香劑也和過動症有關。筆者的門診有一位過動的孩子，原本狀況已經穩定，但是某次搭計程車對車內的芳香劑起反應，又開始出現過動症狀。

經鼻毒的可怕在於眼不可見，大家對吃進去的東西多少會有戒心，可是對飄散在空氣中的毒卻漫不經心。而且就算對家中環境嚴加把關，也難防外來危害。更可怕的在於，大氣環境中就含有水銀、鎘等有害人體的重金屬，僅只是呼吸空氣，即可能不斷把水銀吸入體內。

近來，建築空調設備越來越齊全，一般都有二十四小時換氣，室內空氣應該十分清潔衛生才對。然而，人工空調不比空氣清新的自然環境，無論如何換氣，也只是把污染的空氣換進換出罷了。

經鼻吸入的毒素，也和飲食一樣，必須交由肝臟解毒。這些毒素透過鼻黏膜裡的微血管，進入血液循環，最後送到肝臟處理。而隨著空氣進入肺部的毒素，也是經由肺泡細胞進到血液循環，由此流竄全身。

食物裡的毒素進入腸道，最後藉由糞便排出完成解毒，但是經鼻吸入的毒，無法像排便一樣直接捨棄，只能在體內到處跑。由此可知，「呼吸乾淨空氣」是何等大事。

●認識防曬乳、面霜、洗髮精的「經皮毒」

有些化學物質會經由皮膚吸收。乾洗衣物的有機化學溶劑、柔軟劑、清潔劑，除了經鼻吸收以外，還會透過直接接觸皮膚危害人體。化妝品、洗髮精等直接使用於皮膚的化學物質也是如此。

現在還多了一項需要特別提防的，就是防曬乳。夏威夷已經發布公告，即將從二〇二一年起，禁止流通和販賣有害珊瑚礁的化學物質，其中就包含防曬乳。連同在一般超商販售的防曬乳，都不得再販售。會毒死珊瑚的化學物質，我們竟直接塗抹在皮膚上，想來都令人頭皮發麻。

珊瑚並非植物，而是與海葵同屬的動物。造成這類動物死亡的防曬乳成分，為二苯甲酮（Oxybenzone）、甲氧基肉桂酸辛酯（Octinoxate）。這些化學成分不必直接塗抹於珊瑚，都能置珊瑚於死地，我們卻直接塗在皮膚上。

筆者的夫婿龍介一得知這個事實，便從此拒絕使用防曬乳，因為他判斷認為，這些化學成分對人體的危害比紫外線更大。

防曬乳塗抹面積大、附著時間長、遇水不脫落，最近還多了霜狀、膠狀等劑型，對皮膚的滲透力更強。相信很多人都有過塗抹防曬乳的經驗，只用香皂根本清洗不掉，這些有害污染物就在我們不知不覺間蓄積體內。

防曬觀念如今已深入幼兒園、托兒所等兒童相關機構，讓很多父母堅持要幫孩子把防曬乳塗好塗滿。日曬過度會造成傷害，因此防曬確有其必要，最好利用帽子、衣物、陽傘遮陽，或檢討塗抹防曬乳的用量和使用時機。選用防曬乳，宜避免含有二苯甲酮、甲氧基肉桂酸辛酯的成分。早期那種塗了以後皮膚會發白，怎麼抹也抹不勻的防曬乳，反而比較安全[3]。

●現在立即可行的排毒習慣

在每天的生活中，一點一滴整備體內環境，成為能夠排毒的體質，是我們為身體健康所能做的必要努力。筆者推薦的家常排毒時間，就是沐浴。即使是夏天洗澡，也要避免採用淋浴式的戰鬥澡，最好是泡個溫水澡，讓身體確實出汗。別小看出汗，只是出個汗，對身體來說就是最佳的排毒。

最近的孩子都不容易流汗，而且越是體質差的孩子越不出汗。不但如此，身體本身竟然抗拒出汗。這是為什麼呢？因為出汗會流失礦物質，身體本能地知道繼續流失礦物質將會加重體質惡化。

但是，不流汗就無法排毒，所以必須一面補充礦物質，一面流汗，而泡澡正可以滿足這一條件要求。在紛繁忙碌的生活中，全家人至少在沐浴時刻，堅持泡個舒緩安適的溫水澡，痛快發汗。

重金屬、化學物質可以隨著大小便排出體外，但是有機溶劑（香水、甲醛等）就只能透過汗水排出。**泡澡時，用不含鋁成分的碳酸氫鈉（$NaHCO_3$，俗稱小蘇打）取代一般的泡澡劑，可促進發汗，還能夠增強美膚效果。**

除了碳酸氫鈉，浴鹽（Epsom Salts）泡澡也值得推薦。浴鹽雖有「鹽」之名，卻不是鹽，而是天然礦物質硫酸鎂。歐美大約自三千年前，開始養成用浴鹽泡澡來排毒的習慣。這幾年，浴鹽受到演藝人員、名模的喜愛，而廣為日本人熟知，美容功效也深受矚目。

浴鹽不只促進發汗，其中的礦物質鎂經皮膚吸收，還可補充礦物質。泡浴鹽能夠舒緩神經緊繃，放鬆肌肉，讓人一夜好眠。浴鹽不傷浴缸，不造成設備鏽蝕，又是可處理的天然廢棄物，大型藥局或網路皆有販售。

●用排毒食材為身體排毒

平日飲食可適度攝取有助提升肝臟機能、促進解毒的食材。**調味佐料**、**芳香蔬菜**、**芳香藥草**、**辛香料**都具有解毒作用。包括青蔥、生薑、紫蘇、野薑（茗荷）等調味佐料，以及大蒜、洋蔥、巴西利、薄荷、羅勒、芫荽、鬱金等芳香藥草或辛香料皆屬之。

此外，有機硫化物可促進人體解毒路徑的運行，是身體解毒的重要推手。特殊刺鼻氣味是有機硫化物的一大特徵，除了大蒜、韭菜、洋蔥這類佐料，白蘿蔔、芥末、包心菜、珠蔥、蕗蕎（薤白）、青蔥等，也都是富含有機硫化物的好食材。**有機硫化物成分還可吸附真菌毒素，對防治真菌毒素危害人體十分有效**。

辛香料、**芳香藥草同時也具有健腦作用**。例如迷迭香、奧勒岡（牛至）、芫荽、薑黃、鼠尾草、百里香、黑胡椒、月桂葉、肉桂等，除了解毒功能，又可抑制腦部發炎，提高大腦的信息處理能力，並且穩定情緒[4]。

很多媽媽擔心孩子無法接受氣味強烈的佐料、辛香料、芳香藥草，筆者家裡則是想盡辦法拿這些食材入菜，做湯或熬咖哩，是孩子最容易接受的烹調方式。

市售的現成咖哩塊雖然使用方便，但其中添加了很多麵粉（麩質蛋白）。不妨考慮炒咖哩粉，或是加了薑黃的咖哩醬，配上絞肉、洋蔥丁，再混合其他香草、辛香料調理成肉醬咖哩（Keema Curry），也很受小朋友歡迎。

具有解毒良效的食材還有檸檬和西瓜。小松菜、青花椰菜等黃綠色蔬菜富含抗氧化物，也有益肝臟健康。善用辛香料還可促進食慾，讓我們透過孩子喜愛的吃吃喝喝，養成他們「有排毒能力的體質」，保護下一代免於毒物危害。

---

③ 更多防毒、少毒的生活指南，請參見新自然主義出版的《無毒保健康②減法生活DIY》。

④ 更多辛香料、芳香藥草應用與介紹，請參見新自然主義出版的《聖賀德佳香草療法》。

④ 正確攝取水分，促進身體排毒

飲用水左右著人體排除體內毒素的效率。水是排毒所不可或缺的元素，充分攝取水分可通暢大小便，排便本身就是排毒的行為。人體的兩成毒素自尿液排出，為了順暢排尿，我們必須認真飲水。

至於兒童一天該喝多少水才好呢？量其大約以一至一・五公升左右為宜。這個量並不包含食物裡的水分，而是純粹指喝水量。這麼多水當然不能一口氣喝完，分批分次一口一口慢慢啜飲，排毒效果好。

一般人的印象中，認為孩子喝水比大人多，然而比起我們小時候，現在的孩子喝水機會似乎少很多。猶記得我們小時候，走到哪都有飲用水喝，即使在公園遊戲，也能隨處喝到水。但如今罐裝飲料盛行，口渴時找自動販賣機，投幣買清涼飲料的孩子，恐怕比喝水的孩子多。

雖然有的孩子也自己帶水壺，但是裡面都裝什麼水呢？我們儘管不必強求天天喝礦泉水，但至少用淨水器確實過濾自來水以後再喝，以保證飲用水的乾淨衛生。

●飲用檸檬水、大麥茶、鹽水，好過果汁、運動飲料

很多孩子都愛喝果汁、清涼飲料，這些飲料的含糖量遠超乎我們所想像。大口暢飲導致血糖急遽上升，讓人容易疲勞、專注力差。不但如此，這些飲料當中添加的「高果糖糖漿」，原料來自廉價玉米，受到真菌毒素污染的可能性高。真菌毒素不受高溫破壞，隨著「高果糖糖漿」被我們一起喝下肚。

如果不想喝白開水，那麼檸檬水、香草茶、番茶⑤**、南非國寶茶（Rooibostea），都有很好的排毒效果**。大麥茶的「麥」字，讓人聯想到麩質蛋白，這令一部分人避之唯恐不及。但其實除非是對麩質蛋白過

敏的孩子，否則不必過於排斥。大麥茶可以補充礦物質，不喜歡香草茶、南非國寶茶的孩子，不妨試試大麥茶。

在家自製檸檬水很簡單。選用國產無農藥栽培檸檬，榨汁後調和過濾的乾淨飲用水即可。美國有些家庭會幫自閉症的孩子準備檸檬水，冰在冰箱方便隨時取用。

孩子若是不能接受不加糖的檸檬水，也可以少量添加龍舌蘭糖蜜（Aka maguey）。筆者家是在水中添加少許鹽巴，兌鮮榨檸檬汁調和龍舌蘭糖蜜，以這種自家調製的補充液給泡澡後的孩子飲用。小犬放學回家後，不時會唉叫說：「好累喔，人家都不想寫作業了！」但是喝了這種自製補充液，又可以重新振作起來。

龍舌蘭糖蜜是以龍舌蘭的汁液製作而成的甜味劑，雖不建議大量添加，但少量使用可增添風味。在有機商店或網路都可以購得。此外，添加鹽巴時，**請選用富含礦物質的天然鹽或岩鹽，取代精製鹽**。

●想吃拉麵、點心零食，是「鹽分攝取不足」的訊號

越是腎上腺疲勞、健康狀況不佳的孩子，越喜歡吃重鹹。腎上腺疲勞時，鈉離子容易隨著水分通過腎臟，成為尿液的一部分排出體外。也就是說，身體對鹽分的吸收不良，不僅導致鹽分不足，還會陷入脫水狀態。

陷入脫水狀態的孩子，基本上不會有自覺症狀，當然也不懂得告訴大人說自己缺水了。覺得口渴就會想喝水，這是人體的本能，孩子不會知道自己是否喝足了身體運作所需的水，或是否攝取足夠的礦物質。

所以我們問診時，會詢問孩子的父母：「孩子喜歡吃重鹹嗎？」得到的答覆通常是：「這孩子就愛吃零食……」事實上，孩子愛吃的不是零食，多半是需求更多鹽分。

受到近年來的健康風潮影響，媽媽做菜非常小心翼翼，調味總是少油少鹽。腎上腺疲勞的孩子需要更多鹽分，家中卻總是吃減鹽的淡口味，所以疲勞的腎上腺難以復原，因而本能的想從其他地方多吃一點鹽

巴。

父母抱怨孩子，「總是愛吃洋芋片這類垃圾食物」、「外食專挑重口味的拉麵吃」，其實無論吃薯條還是拉麵，都是吃鹽巴的代償行為。我們給病人的建議是：「將鹽巴放在家裡的餐桌上，讓當事人愛吃多少加多少。」孩子要加鹽巴也好，加醬油也好，加到他自己滿意為止。（笑）

當身體吃夠所需的鹽分，自然就不會想再吃鹹了。基本上，孩子不會有鹽分（僅限天然鹽）攝取過量的問題，反倒是吃薯條、拉麵這類代償行為的問題大很多。採納我的建議以後，孩子回診時，多數父母事後回想都說：「對耶，孩子最近變得不愛吃洋芋片、拉麵了。」

不過，有些孩子的父母還是應該堅持減鹽。因為對鹽分的需求量本來就有個體差異，所以爸爸、媽媽和孩子各有各的濃淡口味很正常。門診時，只要看孩子眼窩凹陷，立即可知身體脫水。

給眼窩深陷的孩子喝鹽水，他們會說好好喝，半小時後，原本軟趴趴的孩子就有了活力。可是同一杯鹽水給媽媽喝，媽媽會感覺鹹到根本無法入口。人的味覺有如此大的差異，說明每個人的鹽分不足程度大有不同。

爸媽也許擔心，孩子吃這麼鹹可怎麼得了，但是別忽略了孩子的活動量與大人不同。他們每天到處走動，還要揹書包上下學，何況還處在發育期。**孩子早上起床依舊疲勞未消，渾身倦怠提不起勁，可以立即給他喝一杯淡鹽水（一杯水添加小半匙的天然）**。鹽水的濃度不必太計較，因為每個人感到「好喝」的濃度並不一樣。

不只是對鹽分的需求如此，其他問題也可以比照同樣的思維模式辦理。比方說，孩子出現盡挑垃圾食物吃、總是懶洋洋這些讓大人看不慣的行為態度時，在責備或糾正孩子之前，何不先關心與探究：孩子的身體是否遭遇困難？

⑤ 番茶是日本的大葉粗茶，咖啡因低，老少咸宜。

⑤ 攝取補益腦力的優質蛋白質與脂肪

我們的大腦六成都是脂質，細胞膜也是由脂質構成。對大腦而言，攝取好油有助好腦力。而蛋白質是腦內神經傳導物質的原料，也是合成荷爾蒙的材料，修復受損的腸黏膜同樣需要蛋白質。總而言之，好油與好的蛋白質都能抑制腦部發炎。

● 攝取好油防止腦部發炎

好油的代表首推Omega-3不飽和脂肪酸。具體而言，**沙丁魚、秋刀魚、鯖魚等青皮魚的魚油富含DHA（Docosahexaenoic Acid，二**

十二碳六烯酸）、EPA（Eicosapentaenoic Acid，二十碳五烯酸）；亞麻仁油、荏胡麻油、紫蘇油等則富含α-次亞麻油酸。人體幾乎無法自行合成這些油脂成分，非得從食物獲取不可。

細胞膜雖名曰為「膜」，但並非如同牆壁一樣壁壘分明，而是具有流動性，可以把外面的好東西收取進來，將不要的東西排放出去。如果細胞膜僵化變硬，物質的進出交換就變得困難。柔韌有彈性的細胞膜方便毒素排出，腦部常保年輕活力。攝取魚油等 Omega-3 系列不飽和脂肪酸，是維護細胞膜通透性所必要。

想提升記憶力、專注力等腦部機能，必須順暢腦內神經網絡的流通。神經網絡之間的訊息處理能力迅速，腦力自然好，而 Omega-3 不飽和脂肪酸在其中扮演不可或缺的角色。

近幾年來，科學家不斷發現 Omega-3 不飽和脂肪酸與憂鬱症、發展遲緩的相關性。有報告指出，DHA 不足是引發憂鬱症、發展遲緩的原因之一，攝取 DHA、EPA 能改善症狀。不但如此，過敏是發生在細胞膜的反應，而 EPA 有穩定細胞膜的作用，可防止過敏。

DHA還能夠促進神經系統與腦部活動順暢。

Omega-3不飽和脂肪酸不僅作用於細胞膜，亦可強化人體所有黏膜的功效，修復損傷的腸黏膜，治療腸漏症。一般以為DHA與EPA極為相似，所以總是將兩者相提並論，但其實它們大不相同。DHA是構成大腦的成分之一，可直接作用於大腦，但是EPA則無法通過腦血屏障。然而兩者發揮的互補作用可以為我們守護腦部健康。

想吃人造奶油、香酥油炸物，是「腦部缺油」的訊號

在門診為孩子看診的經驗，讓我深刻感受如今的孩子因為大人清淡飲食的影響，紛紛面臨體內膽固醇不足、欠缺油脂的問題。不少家長可能以節食來維持體態，或是追求健康風潮，力行少油少鹽的飲食，但無論如何，請務必給孩子攝取足夠的「好油」。

正如同前面講到鹽分攝取不足的孩子會想吃重鹹，孩子如果想吃油

膩，其中必有緣故，大人應該滿足他們對油脂的渴求。很多愛吃油膩的孩子，腦部都在發炎。為了抑制腦部發炎，本能地想多吃點油。

美國採用「生酮飲食」治療發展遲緩兒常見的癲癇。所謂「生酮飲食」，是藉由限制醣類攝取，改變身體利用能量的模式，當身體需要能量時，不再從燃燒醣類開始，而是優先燃燒脂肪，好讓大腦以至全身的能量來源都從燃燒脂肪取得。這麼做的好處是，大腦使用脂肪提供的能量，可以穩定腦內的神經傳導物質，改善發展遲緩的精神症狀。

所有的孩子都有輕重不等的腦部發炎，不但如此，孩子腦部比大人容易發炎，所以我仍要不厭其煩地再次強調，攝取好油可以為發炎的大腦滅火。

正如同缺鹽的孩子愛吃重鹹口味的垃圾食物，缺油的孩子為滿足攝取油脂的需求，會出現想吃油膩的代償行為。他們不懂判別油脂的好壞，不斷將壞油吃下肚。當我們看到大量吃人造奶油、香酥油炸物的孩子，可以研判這孩子體內可能缺油。一旦大腦不再發炎，他們就會失去想吃油膩的渴望。

筆者在女兒兩歲時，為她做有毒有機化合物檢驗，竟發現數值相當高。當時女兒最愛的就是「油」！吃雞肉只吃雞皮，吃豬排也專吃肥油部位。但是某天，她忽然說「肥油很膩，肉才好吃」。再檢查得知，她體內的有毒有機化合物數值降低，腦部不再發炎，也就不愛吃油膩了。

還記得第一章談到孩子的口味好惡嗎？小小孩想吃重鹹、想吃油膩等的極端偏食，背後多半有充分理由。有些油盡量不要給孩子吃，像是人造奶油，或是餅乾、蛋糕、麵包的起酥油、油炸食品等。這些油脂都含有傷害人體的反式脂肪酸，宜保持距離以策安全。

孩子想吃油的時候，除了前面介紹的 Omega-3 不飽和脂肪酸，「澄清奶油」（Ghee）也是很好的選擇。「澄清奶油」是去除了奶油中的蛋白質（酪蛋白）以後，留下的純油脂，無論口味或外觀都與奶油無異。可以在超市購得，也可以在家自行加工製作。

作法是在鍋中放入無鹽奶油，小火加熱避免燒焦。加熱過程中，油難免起油泡，要適時調整爐火，直到金黃色澤的奶油清清如水狀，即可關火，再用餐巾紙或咖啡濾紙過濾後，就是「澄清奶油」了。

在米飯淋上「澄清奶油」，像炒飯一樣美味享用，是小朋友喜愛的口味。「澄清奶油」保存期長，一次做好以後可以食用多天。Omega-3不飽和脂肪酸不耐熱，不適合高溫烹調，「澄清奶油」不怕高溫，烹調起來更安心。

有心人分享自己的心得說，家人想吃無麩質蛋白、無酪蛋白飲食，又礙於早上總是趕著上班上學，難以準備材料，因此用米做的麵包塗抹「澄清奶油」，滿足家人的健康需求。

●蛋白質攝取不足引發情緒障礙

第一章說明，情緒不穩定、總是有氣無力的孩子，飲食多半偏好碳水化合物（醣類）。攝取醣類，會引發血糖忽然上升，然後又陡降，導致身心容易疲勞，專注力差。這時候，你需要的是蛋白質。蛋白質是構成人體的基座，頭髮、皮膚、指甲、肌肉乃至內臟，無一不是蛋白質，就連腦內神經傳導物質與荷爾蒙也不例外，而細胞新陳代謝同樣不能沒有蛋白質。

腦內神經傳導物質血清素與褪黑激素的原料，都來自蛋白質分解而成的色胺酸（Tryptophan）。有「幸福荷爾蒙」之稱的血清素，能安定情緒；可以促進熟睡的褪黑激素，也是由血清素轉變而來。所以蛋白質不足可導致情緒障礙和失眠。

要消除腎上腺疲勞，必須餐餐攝取蛋白質。**早上起不來，或即使起床也茫然無神的孩子，應該從早餐就吃烤魚、納豆、雞蛋等蛋白質**。

功能正常的人體，會在早晨到中午之間，旺盛分泌皮質醇（Cortisol），但是腎上腺疲勞的人卻分泌不足，所以血糖升不上去，精神萎靡不振。蛋白質與醣類不同，它能讓血糖緩慢上升，腹部有飽足感，保持血糖穩定。

⑥腎上腺及腦細胞所不可欠缺的礦物質和維生素B群

腎上腺疲勞之際，身體必定嚴重缺乏維生素與礦物質，尤其以欠缺維生素B群和鋅最常見。第一章已經說明，**人體在發育期必須大量消耗鋅，容易面臨不足，補充尚且不易，我們卻又常吃加工冷凍、微波食品，導致孩子更加嚴重缺鋅**。

鋅不只促進腸道上皮細胞再生，還有提升新陳代謝、強化免疫力、參與合成蛋白質和DNA的作用。此外，它又能夠降低有害物質的毒性傷害，促進排出毒素。鋅一旦不足，人容易變得焦慮不安。

腎上腺疲勞的人，體內缺乏維生素B群，早在意料之中。而腎上腺為對抗壓力和發炎，在製造可體松等荷爾蒙的過程中，還必須消耗大量維生素B群。維生素B群又有「代謝維生素」之稱，人體內到處都得使用到它，需要量之大可想而知。腎上腺疲勞的人，體內維生素B群眨眼間就被用盡。

●維生素B群不足，腦細胞容易「缺電」！

還記得第一章說到，細胞裡的粒線體是「人體的能量工廠」嗎？粒線體存在每一顆細胞之中，我們的一言一行，一呼一吸，還有腦部的所有活動，都有賴粒線體將氧氣轉換成能量。腦細胞裡當然也存在大量的粒線體，萬一粒線體數量減少，腦部功能即隨之降低。要維護腦部功能運作良好，關鍵在於提升粒線體的質與量。

粒線體產出能量的過程稱為檸檬酸循環（Citric Acid Cycle）亦稱三羧酸循環（Tricarboxylic Acid Cycle, TCA Cycle），將它想像成循環不已的水車就容易明白。TCA循環水車的運作可否順暢，決定了能量的產出效率。

推動這一循環的運作關鍵，和此一關鍵所必要的營養素，就繫於維生素Ｂ群。所以維生素Ｂ群不足，能量也勢必不足，這便是為何攝取維生素Ｂ群如此重要。豬肉、味噌、動物肝臟、雞蛋等都富含維生素Ｂ群。

身體燃燒脂肪換取能量以後，交由左旋肉鹼（L-Carnitine）將能量搬運至「水車」。牛肉、羊肉等紅肉富含左旋肉鹼，維生素Ｂ群則是左旋肉鹼的輔酶（Coenzyme），猶如水車靈活運轉所必須的潤滑劑。

然而，某些壞傢伙會阻礙水車運轉，這些壞傢伙包括有害重金屬（水銀、鉛、鋁、鎘）、農藥、殺蟲劑、空氣污染、有機溶劑等毒素。誠如第一章強調，我們平日就應嚴加把守，不讓這些毒素經口、經鼻、經皮膚進入體內。將毒素拒於門外，可確保粒線體的能量輸送穩妥，而檸檬酸循環順暢運轉，也可強化身體的解毒能力。

●「葉酸」是腦部的大力丸！

葉酸是維生素B群裡的一種，小松菜、青花菜等黃綠色蔬菜都富含葉酸。一般人知道葉酸是準備受孕的女性或妊娠準媽媽的必要營養素，然而需要葉酸的可不只是懷孕婦女，對所有的人，包括兒童來說，葉酸都是維持正常生理運作的必需營養。

腦神經傳導物質的代謝需要葉酸，神經的生成和發育也少不了葉酸，所以葉酸不足會引發腦部症狀。不但如此，腦部神經傳導物質代謝不良，會導致專注力低下，引發「腦霧」（Brain Fog），讓人總是思緒混亂、惶惶不安、記憶力低下、氣力不足。

科學家甚至懷疑葉酸不足與發展遲緩兒常見的專注力缺陷、溝通能力不足有關，只是這一說法現階段尚未能完全證實。不過研究顯示，給疑似葉酸缺乏的孩子補充葉酸後，原本發展遲緩的症狀幾乎全都消失。

然而葉酸並非大量補充就可以奏效，比方說，多數日本人先天的體質遺傳，對葉酸的利用效率差。何況還有阻礙葉酸進入腦部的壞傢伙，這個壞傢伙已經被科學家揪出來，它的真實身分正是乳製品所含的「酪蛋白」。

攝取酪蛋白會誘發葉酸對受體產生自我抗體（葉酸受體抗體），導致葉酸干擾自己與葉酸受體結合。要避免這一狀況發生，最確實有效的方法就是拒絕攝取酪蛋白，代之充分食用蔬菜。

「葉酸受體抗體」升高的人，往往抱怨自己容易恍神、記憶力減退。但是在拒絕食用所有乳製品，並充分攝取葉酸以後，很多人都重新恢復清明的思緒和活力。

⑦睡前避開光源刺激

●睡前不看電視與手機

孩子睡不著的原因，除了前面提到乾洗劑的有機化學溶劑擾眠以外，「過度的光刺激」也是一大因素。將「睡前遠離電視、電腦、智慧型手機、平板電腦、網路遊戲」列為家庭守則，不只能匡正生活作息，還可以預防腎上腺疲勞。

最遲也要在睡前的半小時至一小時以前，關掉所有的三C產品。電視、電腦、智慧型手機的藍光對大腦刺激性強，容易引發精神亢奮。而且來自三C的大量信息還會刺激大腦轉個不停，誘發可體松分泌，讓腎上腺不得休息，身體跟著疲累。可體松會抑制褪黑激素作用，而褪黑激素正是催發睡意的荷爾蒙。可體松多了，褪黑激素就少了，所以人變得難以入眠。

不將智慧型手機和網路遊戲帶進寢室，這只是基本原則，還必須留意夜間照明不宜過度明亮。眼皮只是薄薄一層簾幕，即使閉上眼睛，仍會隱約透光。夜間使用遮光窗簾，有助於培養睡意，帶來一夜好眠。白天睡醒後，拉開窗簾，沐浴在晨光中，可以喚醒全身的功能清醒過來。

筆者家中使用投射筒燈（Downlights），只要外面天光暗下來，包括寢室在內的所有房間也會跟著變暗。環境變暗，副交感神經就會處於優勢，身體自然放鬆，進入「睡眠模式」。

孩子的身體比大人更接近原始純真的本能。大人無須老是為了催促孩子「早點睡」而動怒，只要引導他們遵循自然的生理節律，很快就可以養成孩子早睡早起的好習慣。

● 睡眠不足引發便祕

本書反覆強調，守護孩子的腸道是身心健康的重要關鍵。腦部功能有狀況的孩子，幾乎全數都有胃腸問題。如今便祕的孩子有增無減，因為他們水分攝取不足，處於不自覺的脫水狀態，又過度攝取醣類、麩質蛋白、酪蛋白，造成腸道健康惡化。

此外，睡眠不足也是導致便祕的原因。便祕的特徵就是「腸道不蠕動」。想要排便順暢，必須讓腸道動起來。健康的人會有正常的腸蠕動，可是有的孩子是沒有腸蠕動的。腸蠕動常發生在睡眠當中，睡眠時間短的人，腸蠕動時間不足，因而導致便祕。

壓力也是阻礙腸蠕動的常見原因。有的人出門旅行就便祕，這便是環境變動帶來精神壓力引發便祕的典型。體內毒素太多同樣容易導致便祕。不少人可能認為二至三天排便一回也無妨，但是以我們來看，這已經是百分之百的便祕了。因為這表示應該出清的毒素竟然在體內堆放多時。

筆者在診間詢問脫水的孩子，果然發現他們多半兩到三天排一次大號。一般人一天大號一次，健康的人則以一天兩次為宜。筆者的病患當中不乏一流運動員，照顧身體無微不至的運動員，一天甚至排便五到六次。筆者至今還未聽過頂尖運動員一天只排一回大號者。

頂尖運動員或許是特例，然而即使並非運動員，也不可輕忽便祕問題。便祕的孩子首先應喝足水分，確保充分睡眠，讓人類腸道天生具備的解毒系統發揮應有機能。

第3章

歡樂親子遊戲，孩子大受啟發

——小遊戲讓孩子成長大躍進

●去除「原始反射」，學習和運動能力飛躍成長

相信很多人都聽說過「原始反射」，如今「原始反射」早該消失卻不消失的孩子越來越多了。所謂「原始反射」，是寶寶與生俱來的反射行為，完全無關乎本人的意識或思考。

比方說，把手指或媽媽的乳房湊近寶寶嘴邊，寶寶就會出現吮吸動作，這便是「吸吮反射」。媽媽的手指伸到寶寶手邊，寶寶會做出可愛的抓握動作，這是「抓握反射」。此外，被外界巨大聲響嚇到的寶寶，會張開雙臂做出「要人抱抱」的動作，這是「蒙洛氏反射」（Moro Reflex）。

原始反射是新生兒求生存的神經反射行為，隨著生長發育過程中，運動機能日漸發達，就會自然消失。但是現在的孩子，早就過了新生兒階段，卻還保留著原始反射。

本章要和讀者們詳細討論原始反射該消失而不消失，如何影響孩子的能力表現，對孩子造成多麼大的困擾。反過來說，原始反射完全消失

的孩子，無論在課業成績或運動各方面表現，往往可圈可點。

原始反射殘留的弊害是最近熱門的話題，但其實許多人透過生活經驗，已老早察覺這一現象。現在有不少針對孩子開設的「去除原始反射訓練」機構與專業指導者，事實上，這樣的訓練並非如今才有，很多時候，大人小孩都在不自覺間實踐著「去除原始反射訓練」。專為小學入學考試開設的幼兒補習班即是一例。經驗老到的補習班老師知道，「讓孩子做某些動作可以刺激他們專注」。

日本明星小學的入學考試十分重視孩子的「儀態」，所以師長必須隨時糾正孩子，不斷緊盯孩子「坐有坐相」、「背挺直」！但是小朋友好不容易專注保持正確姿勢，就顧不了其他。

這時，補習班會讓孩子做「去除原始反射體操」，經過這一體操訓練以後，體態自然變得端正，所以參加入學考試的孩子一個個姿勢挺拔。公立學校的孩子並非儀態不好，差別在於是否受過「去除原始反射訓練」。

明星小學入學考試的評審重點在於「行為觀察」和「運動能力」，

而不是筆試成績。幼兒補習班的老師知道孩子只要接受「去除原始反射訓練」，就可以通過「行為觀察」評審；而能夠通過「行為觀察」評審的孩子，學習能力也會大為提升。

各位曾有過這樣的經驗嗎？要孩子讀書專心，孩子卻總是坐不住，索性讓他們到戶外盡情玩耍，開心活動肢體，當孩子重新回到書桌前，不僅人坐得住、書讀得下，姿勢也端正了。他們顯然是在玩耍的過程中，自行完成了去除原始反射訓練。

筆者有個讀幼兒園的小患者，無法與其他同學整齊列隊，經常捉弄別的小朋友，是個「惹事生非的能手」，已經被三所幼兒園掃地出門。媽媽愁容滿面，擔心孩子已經沒有幼兒園可讀。經過治療以後，這孩子恢復天生穩重和善的個性與活力。

之後，我建議媽媽將孩子送去幼兒補習班，是否報考明星國小是其次，重點是讓孩子接受消除原始反射訓練。沒料到訓練發揮意外的效益，孩子順利考上了心目中的明星學校！像這樣，去除原始反射以後，孩子的專注力提升，很多疑難問題都迎刃而解。

●腎上腺疲勞與原始反射的因果關係

筆者會開始關注原始反射，實在是因為原始反射和腎上腺疲勞的淵源太深。原始反射不除，身體會緊繃、無法放鬆；也就是說，身心時刻處於壓力狀態下。為了對抗壓力，腎上腺被迫分泌可體松，身體因而陷入疲勞折磨。

為什麼現在的孩子多數都帶著本應該消失的原始反射一起長大呢？簡單說，就是「消除原始反射的機會變少了」。

本書附錄的消除原始反射體操，都是越過身體正中線（穿過軀幹正中的直線）的交叉動作，也就是藉由肢體左右交錯運動，來鍛練背肌、調節平衡感，達到刺激腰部的目的。

以前的孩子經常在戶外遊戲，在大自然裡追趕跑跳，玩**爬樹、跳繩、登攀爬架、盪鞦韆等遊戲，都能夠去除原始反射；還有手指遊戲、丟沙包、吹紙氣球、打彈珠、做體操或乾布摩擦[1]等，從全身的大動作到手指的細部動作，都有助於消除原始反射。**

不妨想像人人都帶著原始反射的「回數券」投胎。當我們把回數券用完，原始反射就會消失。但是現代文明社會的生活模式，剝奪了孩子使用這些回數券的機會，只好繼續持有到長大。

原始反射不除所造成的壓力本身，已經形成腎上腺負擔，再加上環境裡的有機化合物、食品添加物等有害物大舉入侵人體引起發炎，腎上腺為了滅火，更是疲於奔命……孩子的身體忙於應付各種狀況，於是陷入焦頭爛額的亢奮狀態。

這一切絕非孩子的錯，但是不明白原始反射的家長，難以容忍孩子看似荒腔走板的表現，還在不斷檢討他們的不是。奉勸家長轉念，認清孩子的冥頑不靈只是原始反射未消除的現象，多玩玩可以消除原始反射的遊戲，即可解決問題。

「我家孩子的壞習慣和不當行為，莫非是原始反射未除惹的禍？」心中有疑慮的爸爸媽媽，可以自行幫孩子做個初步檢測。以下問卷，答中項目越多，就要懷疑孩子可能有原始反射殘留問題。

・對聲光刺激很敏感。

- 膽小、有特定的害怕對象。
- 不敢把身體放心靠在椅背上。
- 體態差，身體總是癱軟挺不直。
- 坐著時，同側手腳會不自覺伸直。
- 坐著吃飯或寫字，會不自覺把腿屈起來。
- 討厭腰帶束縛。
- 怕人搔癢。
- 手拙，不擅長細緻的手工作業。
- 寫字慢。
- 容易暈車暈船。
- 做單槓前翻、地板前滾翻有困難。
- 害怕下樓梯。
- 不會玩投接球。

①乾布摩擦是日本的傳統民間療法，用乾布摩搓肌膚，以提升免疫力，調整體質。

・游自由式時，左右側的某一側換氣困難。
・嬰兒期缺乏爬行機會。
・長大也常尿床。

接下來要向大家一一說明原始反射殘留所引發的困擾。倘若說中了府上孩子的問題，在你對孩子屢勸不聽的行為暴跳之前，請先懷疑：「該不會是原始反射殘留在作怪？」然後翻到本書最後的附錄，親子一起做消除原始反射體操。

蒙洛氏反射

寶寶一出生，醫生就必須當場檢查是否出現蒙洛氏反射。新生兒若無此反射，應疑似為腦部障礙，必須進一步接受精密檢驗。新生兒的蒙洛氏反射，是面對外界壓力時的活命手段，大約在出生後一年左右會消失，但是現在有很多孩子帶著蒙洛氏反射一起長大。

在所有原始反射當中，蒙洛氏反射是影響腎上腺疲勞最甚的一種。雖說蒙洛氏反射是對壓力的防禦反應，但是寶寶透過蒙洛氏反射累積生活經驗以後，會找到其他方法取代蒙洛氏反射來對抗壓力。蒙洛氏反射不消失，人體就必須時時處在對抗壓力的狀態下，因而累壞腎上腺。

很多人長大後仍畏懼巨大聲響，比方說打雷，或是突然開門，都會嚇著他們，讓旁人覺得「怎會如此大驚小怪」。受到一點刺激就驚恐、容易畏縮害怕的人，容易被譏為「軟弱」、「膽小鬼」，他們常莫名感到不安，所以對新挑戰畏縮不前，也難以融入新環境，總是拉著大人的衣角，躲在大人身後。

不懂得原始反射的大人，怪罪孩子不夠堅強，甚至斥責孩子「虧你是個男孩，怎麼如此懦弱」、「這種事有什麼好怕」、「沒志氣」、「畏畏縮縮沒出息」。原始反射與當事人的個性完全無關，容易緊張焦慮、畏縮、害羞，或許不是個性使然，而是原始反射在搞鬼。

前面說到，經常在戶外玩耍，有助於消除原始反射。有趣的是，運動健將、擅長體育的孩子卻殘留蒙洛氏反射的例子並不少見。這是為什麼呢？

戶外遊戲或體育活動的肢體動作，並不完全等同於消除原始反射的肢體動作。美國甚至為殘留原始反射的運動員開設訓練中心，改善他們在運動場上的表現。

而就算好不容易消除了原始反射，若罹患感冒或感染疾病，有可能讓身上已消失的原始反射再度復活。

有位就讀小學二年級的B小妹妹來看診。她的蒙洛氏反射幾乎完全保留，敏感脆弱的她，把同學說過的話全放在心上，常懷疑別人說自己壞話，或背地裡嘲笑自己。筆者讓她做消除原始反射體操以後，她從此不再疑神疑鬼，大家都為她感到高興不已。

未料，就在這一年的年底，她感染黴漿菌肺炎，以前多疑的個性又回來。她告訴媽媽自己不想上學了，媽媽趕緊帶她回來看診。感染黴漿菌肺炎有可能影響腸胃健康，為了治療B小妹妹，我們做了很多嘗試，仍無法消除她的焦慮不安。進而我們想到「罹患傳染病可能誘發消失的原始反射重新出現」，為求謹慎，於是再次幫她做檢查，果真發現蒙洛氏反射又回來了。

即使是運動員，消失的原始反射也可能在身體受傷後又重新回來，造成受傷的復原期拉長，復原後的表現也大不如前。

正式上場時總會怯場、面試時老是緊張過度、在大庭廣眾下腦筋一片空白而無法開口的大人，與其努力練膽，不如勤做消除原始反射體操，或許更容易收效。

手掌抓握反射（Palmar Reflex）

經常有家長抱怨孩子「湯匙、筷子老是拿不好，好像握著棍子吃飯。」孩子不會拿鉛筆和筷子、球技差，有可能是手掌的抓握反射尚未消失。

很多孩子有鉛筆握不好、寫字吃力的困擾。他們因為手部的肌肉無端使力，所以抓握鉛筆和筷子的姿勢笨拙，對圓球狀物體也掌握不好，控球能力差。玩投接球失誤連連，玩躲避球也接不住球，在學校容易被嘲笑，讓孩子感到自卑。

精細的手部活動對這樣的孩子來說也很吃力，有的孩子不過是用大拇指、食指、中指抓取物品都有困難。手部動作的靈活度與大腦活動有關，手拙勢必影響孩子的學習能力。

不過是原始反射殘留，竟會干擾運動能力、手指靈活度，字寫不好又不會讀書，可想而知，孩子會多麼挫折而喪失自信。

讓殘留手掌抓握反射的孩子進行抓握物體練習，或是陪球技差的孩子一起玩投接球，對消除原始反射都有幫助。此外，**在家做撕畫剪貼、玩撕紙張遊戲也有效。**如果對小小孩說「你想撕就盡情的撕」，他們一定樂翻天！

建議大人平時要求孩子幫忙做一點小差事，最好是撕開信封、打開包裝，或是扭開瓶蓋等動作，讓他們經常練習運用手指。媽媽往往等不及要幫手拙的孩子代勞，但是精細的手部活動關係到學習力的提升，為了孩子好，還請耐心等待孩子獨立完成。

脊椎加蘭特反射（Spine Galant Reflex）

殘留脊椎反射的孩子，對背部刺激十分敏感。別說是孩子，不也有很多大人只要被碰觸到背部或胳肢窩就渾身發癢、激動閃躲嗎？孩子同樣如此，尤其是不少發展遲緩兒，一被碰觸就會有好似「被人搔癢癢」的激烈反應，這其實是一種原始反射。

有的孩子渾身軟趴趴，常因為姿態鬆垮挨大人罵。這樣的孩子脊椎對刺激太敏感，因此容易尿床。許多久治不癒的尿床，可能和殘留脊椎加蘭特反射有關。

小學五年級的C小弟有發展遲緩問題，升上五年級的他竟開始尿床。筆者為他做真菌毒素檢查並無異樣，我懷疑該不會是原始反射的緣故，於是嘗試碰觸C小弟的胳肢窩，這孩子反應十分激烈，好像我搔他癢似的受不了。

我問媽媽，C小弟睡覺時的腰部周邊，該不會放了什麼東西？媽媽說：「我想起來了，最近幫孩子換一套新睡衣褲，睡褲的鬆緊帶有點凹凸不平整。」結果只是換掉這件睡褲，孩子的尿床就不藥而癒了。睡褲的褲鬆緊帶正是引發C小弟尿床的元兇！

帶著脊椎加蘭特反射長大的孩子，因為背部特別敏感，坐著也會感覺莫名不安而動不停，給人「躁動」、「坐不住」的印象，讀書自然不容易專心。

近來，為了預防寶寶發生窒息意外，許多父母不讓孩子趴睡。但若想要消除脊椎加蘭特反射，就必須經常讓寶寶做出趴臥反仰的動作。

方法是：在大人全程緊盯的前提下，讓寶寶趴著和大人嬉戲，只要寶寶的手臂力量足夠，就可以撐起上身和大人玩。同樣道理，一定要讓寶寶充分爬行，等寶寶再大一點，讓他趴在床上，反仰著背，雙手雙腳騰空，模仿「超人飛行」，以此鍛練背肌。

對小小孩來說，玩「搔癢癢」遊戲再好不過。爸爸媽媽請盡量透過

「搔癢癢」遊戲，與孩子充分進行肢體接觸。每個人對肢體接觸的需求量不同，有的孩子渴求大量撫觸，彷彿再多都不夠。所以父母請盡可能滿足孩子對撫觸的需求，直到孩子的身體說「夠了，我要放掉這個反射」為止。

近來，大家開始關注到孩童需要適度的皮膚刺激，因此可以在為小朋友洗澡時，先用手搓出蓬鬆的香皂泡泡，輕柔塗抹在孩子全身肌膚。這對皮膚稚嫩的寶寶或敏感肌膚的孩子或許不適用，但是給予孩子某種程度的皮膚刺激仍是必要的。

以前的人習慣親子一同泡澡，互相幫忙搓背，或是老爺爺喜歡用乾布摩擦皮膚做為保健，果然不無道理。

張力迷路反射（TLR）

「張力迷路反射」（TLR）是位於耳朵的前庭神經，與本體感覺

（proprioceptive sensibility，感知肌肉、關節屈伸的覺知）的反射，也是身體對頭部活動的反射。人體透過前庭神經與肌肉張力，感知頭部的上下移動，如果張力迷路反射殘留未消，身體就會做出不必要的強烈反應。

比方說，眼睛無法追著活動的物體，這樣的孩子平衡感差，容易暈車；同樣道理，他們玩單槓的前翻和支撐後回環也很吃力。

容易暈車暈船，或是不善玩單槓的孩子，並不是因為少有機會搭乘交通工具，也不是欠缺玩單槓的經驗。回想我們小時候，即使是不起眼的小公園，通常也會有轉圈圈的遊具可玩，大家轉到頭昏眼花，玩得不亦樂乎。這類遊具正好可以去除張力迷路反射，但是如今卻被說太危險，很多地方都撤除了。

我在診間放了可以轉圈圈的椅子，孩子們一坐上去就開心的玩起來。我們不會去制止孩子，任由他們玩個夠。

印象中，小時候做功課的椅子很多都可以旋轉，現在的課桌椅已經少見可轉圈的了。從前的遊樂園還有「咖啡杯」這類可以不停打轉的遊樂設施，現在也很稀有了。孩子身邊少了這些可以轉著玩的遊樂，讓原始反射殘留不消。

一位媽媽說自己就讀幼兒園中班的孩子，「看到樓梯只敢一直往上爬……」。這孩子可以爬上樓梯，但是不敢走下樓梯，這是因為張力迷路反射殘留，造成頭部無法靈活自如的看上看下，所以害怕下樓。

孩童藉由日常生活與遊戲中的上下樓梯，可以去除原始反射，但是這位媽媽認為下樓梯太危險，所以幾乎不讓孩子一個人下樓。

家中如果有老奶奶陪小孩玩丟沙包、紙氣球這類童玩，讓孩子的目光追著沙包、紙氣球跑，自然就完成「眼睛看上看下」的訓練。

現在的孩子平時最常玩的大概就是電玩遊戲。玩這類遊戲總是盯著螢幕畫面的一個點，少了頭部往上往下的動作。只能說，如今孩子的日常遊戲，對於消除原始反射的幫助越來越少了。

對稱性頸部張力反射（STNR）
不對稱性頸部張力反射（ATNR）

「對稱性頸部張力反射」（STNR）名稱看起來很專業難懂，簡單講，就是身體無法協調上半身與下半身的活動。

請想像小嬰兒爬行的樣子：先是頭部抬高，兩手臂伸直，雙腿彎曲，小屁股抵著地板；然後頭部面下，兩手臂彎曲，雙腿伸直，身體往前奮力推進。他們這樣無數次來回爬行，最後終於學會搖搖晃晃地站起來。

但是最近的寶寶爬行機會變少了，有的媽媽會沾沾自喜說：「我們家寶寶很早就會自己站起來。」然而，爬行期太短的寶寶容易殘留對稱性頸部張力反射，所以並非可喜的事。

對稱性頸部張力反射殘留的人，身體難以協調上身與下身的活動。這是什麼狀況呢？就是上半身伸展的時候，下半身會緊縮。比方說，早晨醒來，伸了一個大懶腰，「啊～好睏，還沒睡飽！」雙臂一伸展，膝蓋就屈起來；坐在書桌前寫字讀書，雙臂前屈，這回輪到兩腿不由自主向前伸長。

諸如此類的姿勢，惹來「規矩真差」、「坐沒坐相」的斥責。這其實並非孩子態度不佳，而是原始反射殘留引發問題。

當然，隨著年齡漸長，大腦的前額葉成熟，當事人會意識到自己的姿勢和形象而自我克制。可是，抑制原始反射就形同抑制本能，越是要求自己「姿勢端正」、「不可太隨意」，自我要求的意識就會聚焦在大腦前額葉的活動，導致讀書寫功課分心。

所以，因為姿勢不良而被糾正的孩子，越是努力想調整自己的姿勢，腦袋就越空，無法專注學習，形成「坐端正就不會讀書」的怪事。又因為無法同時兼顧上下身的動作協調，所以在課堂上抄黑板時，雙腿會不自覺想要往前伸。對這樣的孩子來說，用怪異難看的姿勢讀書比較容易專注，所以當他們全神灌注而進入忘我的境界時，姿勢往往其醜無比（笑）。

有位男孩來看診，主訴「左腿碰到椅子就全身發毛，上課時無法坐下來聽講」。這孩子的左腿殘留強烈的原始反射，稍一碰觸就感到無法忍受，根本不能專心聽講。

同樣的，有的孩子坐在椅子上，雙腿就不自覺纏繞椅腳，這也是對稱性頸部張力反射殘留的特徵。因此大人如果不懂得原始反射殘留的影響，就會成天盯著孩子，糾正他們的姿勢。

相對於「對稱性頸部張力反射」，還有一種「不對稱性頸部張力反射」（ATNR）。頭往左右的某一方向轉時，同側手腳會不由自主伸直，對側手腳則彎曲。

各位觀察過寶寶睡著時的樣子嗎？當他們的頭轉向某一側，同側手腳就自動伸直，對側手腳則屈起來，這便是「不對稱性頸部張力反射」。

「不對稱性頸部張力反射」是發展手眼協調的必要反射，但如果反射該消退卻不消退，就會造成手眼協調的障礙。比方說上課時，面部偏轉方向的同側手腳會往前伸（右手寫字時，左手撐著臉頰），常惹得老師勃然大怒，斥責孩子聽課態度差。

此外，不善閱讀也是這類孩子的特徵之一。因為他們只能專注在左右的哪一邊，結果就遺漏了另一邊。所以拼音容易讀錯，或是怎麼看書都在同一行。他們往往只專注在自己感興趣的事，可能表現出好動或是ADHD的傾向。

基於同樣原因，當他們右手拿筷子時，左手常垂放著，也不捧住碗；一手用橡皮擦的時候，另一手不懂得把紙張按住，結果使得紙張被擦得一團皺。這些都是專注在左右的某一邊，而無法顧及另一邊所造成。當他們屈起某一側的手操作動作時，另一側的手就會不自覺想要伸直。

對於殘留「不對稱性頸部張力反射」的孩子來說，要做出超越身體正中線的動作十分吃力，所以他們的運動表現通常不佳。比方說，走路同手同腳，又因為不善做超越身體正中線的動作（交叉動作），所以無法玩投接球，或是經常碰撞導致身上傷痕累累，也是他們的一大特徵。

恐懼麻痺反射（FPR）

「恐懼麻痺反射」正如同字義，就是「一感到害怕即全身僵硬無法動彈」。這是胎兒在媽媽肚子裡（特別是懷孕初期），感受到壓力時的全身僵直反應，很多在出生後仍然殘留未消退。

準媽媽常被人叮嚀說，「懷孕期要盡量放鬆心情」，這不是隨口說說，媽媽的好心情對腹中胎兒確實萬分重要。新手媽媽照顧第一胎往往戒慎恐懼，心情緊繃。

有過初為人母的經驗以後，接下來的第二、第三胎，就能帶著平常心面對，所以「恐懼麻痺反射」最常見於家中的長子或長女。如果孩子喜歡操心，很容易感到緊張焦慮，就要懷疑這一原始反射殘留的可能性。殘留「恐懼麻痺反射」的孩子還有以下特徵：

- 對聲音或光線敏感
- 難以承受受壓力
- 害怕失敗

・容易忘記呼吸（因為緊張而全身僵直的緣故）
・缺乏自我肯定感
・討厭變化
・事情不如意就暴跳如雷
・對衣服材質很挑剔，縫在衣服上的洗標令他們不舒服（皮膚很敏感）

消除恐懼麻痺反射沒有特別方法，不過這些孩子通常還同時兼有前述的多項原始反射殘留，因此可藉由消除其他原始反射的體操，讓症狀逐漸穩定下來。在此同時，也要養成他們的自我肯定感[②]。

②更多去除「原始反射」的介紹，請參見新自然主義出版的《腦癒力》。

特別附錄

消除原始反射體操

各式體操分別反覆做五～十回，
每日在泡澡後等的固定時段進行，
務必養成每日必做的好習慣。

示範訓練師　羽田真弓（Deportare Club）

消除蒙洛氏反射

殘留蒙洛氏反射的表現特徵是好動、稍有刺激便大受驚嚇、害怕巨大聲響，常被說是「懦弱」、「膽小鬼」。消除蒙洛氏反射以後，可望恢復沉穩、提升專注力。

海星體操

1

坐在無靠背的椅子或瑜伽抗力球，雙臂在胸前交叉，一面吐氣一面埋頭，屏息五秒鐘。

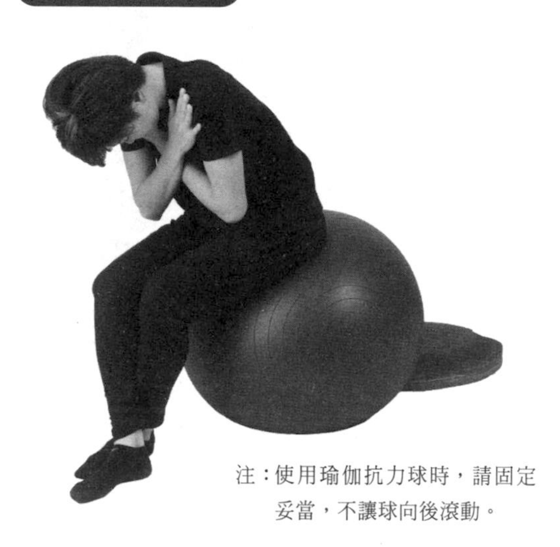

注：使用瑜伽抗力球時，請固定妥當，不讓球向後滾動。

2

一面吸氣，一面伸展雙臂，上半身盡可能向後倒。

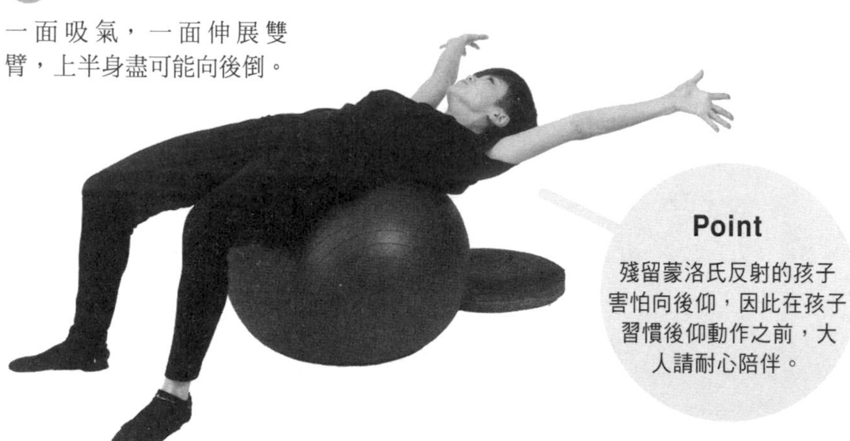

Point

殘留蒙洛氏反射的孩子害怕向後仰，因此在孩子習慣後仰動作之前，大人請耐心陪伴。

以上坐姿若不易維持平衡，可改採取以下的地板動作

盡量蜷縮手腳，身體捲成圓球狀

↓

盡情伸展四肢

1

仰躺，手腳盡量互相緊貼。可以的話，交叉雙手雙腳，全身捲成圓球狀，效果更佳。頭頸部抬高離開地板，頭盡可能碰觸膝蓋，背部拱起，屏息五秒鐘。

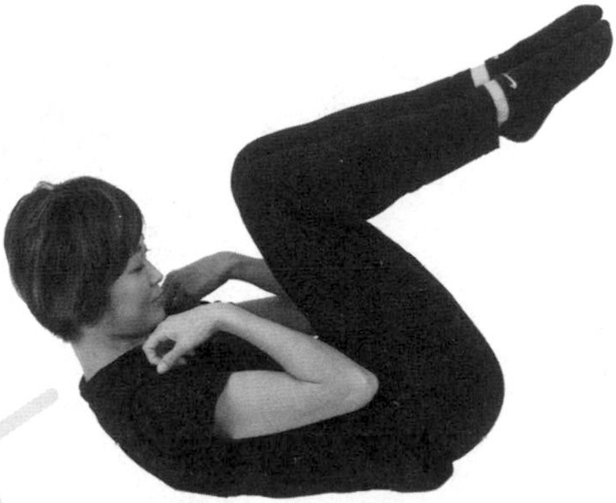

Point

抬頭時，眼睛看著肚臍。

Point

雙腿伸展到最遠。

2

一面吸氣，一面盡情伸展四肢。

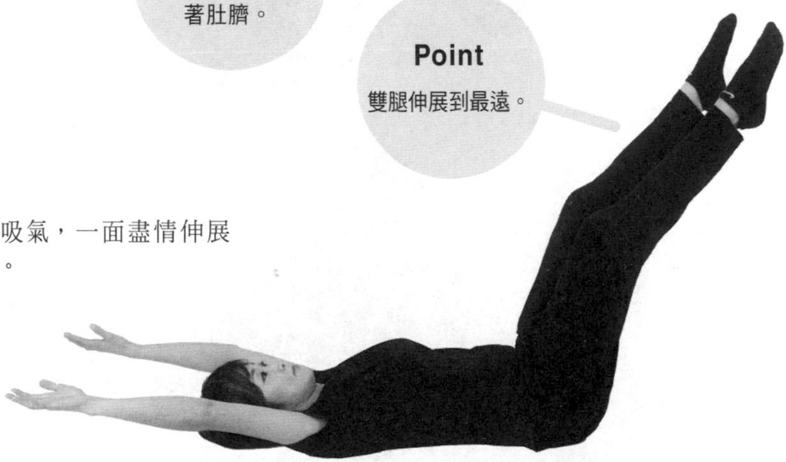

消除張力迷路反射（TLR）

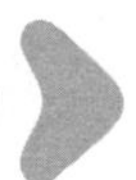

殘留張力迷路反射的孩子平衡感差，由於頭部往前往後活動的肌肉張力不同，這讓他們交互看著黑板與筆記本或課本時格外吃力，也影響到課業和運動表現。消除這一原始反射，有助於課堂上的專注學習。

爆米花式

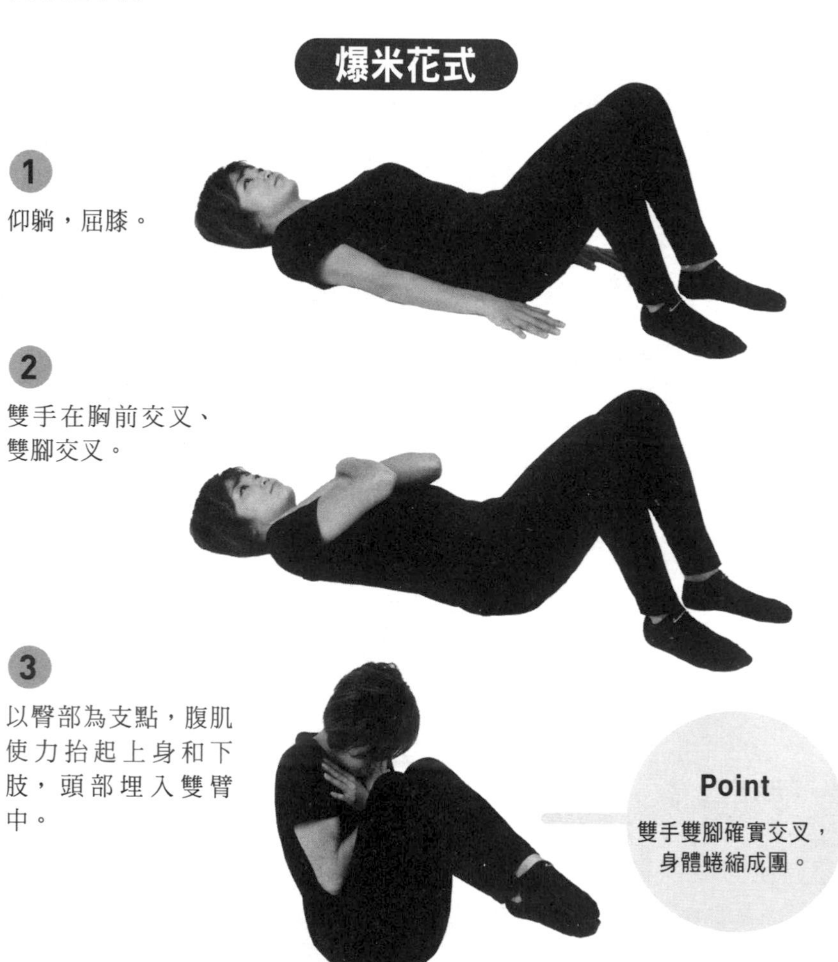

1

仰躺，屈膝。

2

雙手在胸前交叉、
雙腳交叉。

3

以臀部為支點，腹肌使力抬起上身和下肢，頭部埋入雙臂中。

Point

雙手雙腳確實交叉，
身體蜷縮成團。

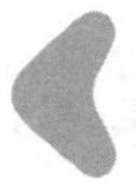

消除蘭道反射

本書內文並未說明「蘭道反射」（Landau Reflex），殘留這一原始反射的孩子平衡感不佳，上下肢的肌肉活動欠缺協調性。「飛行超人式」可與前述的爆米花式配合練習，對消除脊椎加蘭特反射、TLR 也都有效。

飛行超人式

採取俯臥姿。

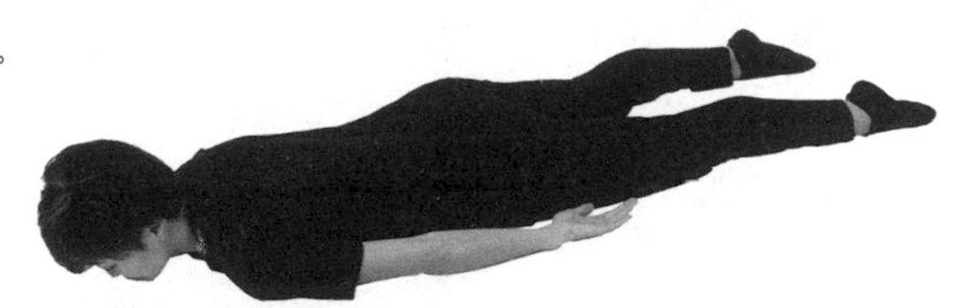

Point

意識放在後背反仰，手腳盡可能分別向前後伸展到最遠，可避免身體搖晃。

2

模仿超人飛行的姿勢，雙手雙腳離地抬高。

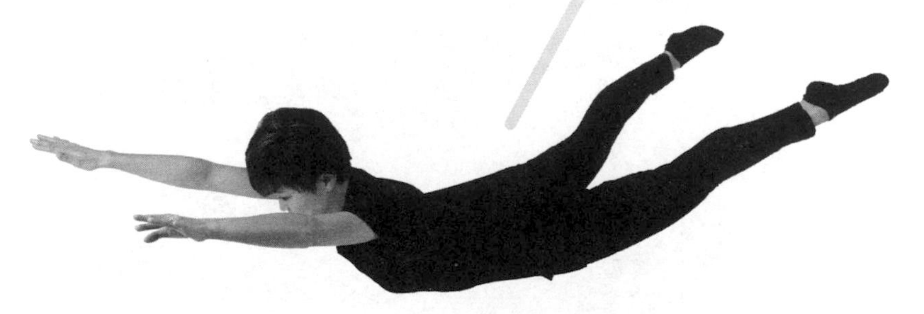

消除脊椎加蘭特反射

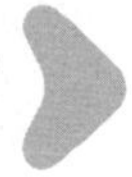

殘留脊椎加蘭特反射的孩子無法沉穩，顯得好動、姿勢差，容易尿床且久治不癒。消除這一原始反射，能使孩子沉著，可以坐得住，姿勢變端正。

雪天使式

仰臥，雙臂貼地，向上伸展。

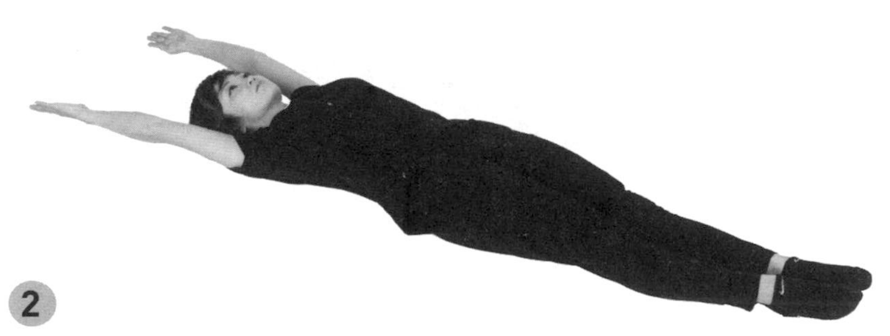

2

手臂緩緩向外打開，
兩腿同時向外張。

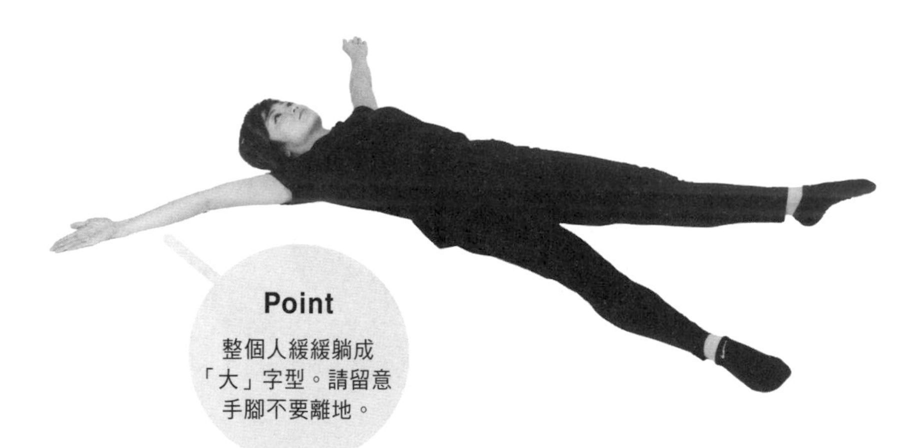

Point

整個人緩緩躺成「大」字型。請留意手腳不要離地。

消除對稱性頸部張力反射（STNR）

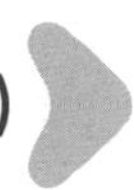

孩子身體殘留這一原始反射時，無法協調上半身與下半身活動，所以姿勢怪異。坐在書桌前讀書時，會不自覺用手撐著頭、伸長腿。特徵表現是坐姿對他們來說很辛苦，會想要屈膝、蹺腳等，並且視讀書寫字為畏途。去除這一反射後，孩子的姿勢變好，也能在書桌前專心用功。

貓咪伸展式

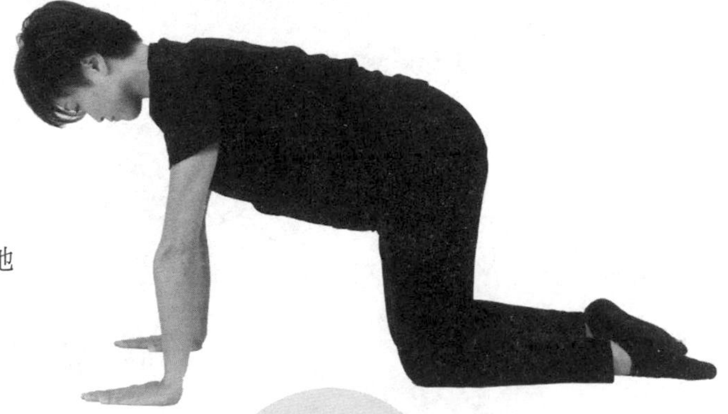

1

雙手雙腳著地做爬跪姿。

Point

背部保持平直，注意不要圓拱，也不要凹陷。

2

一面將頭部埋入雙臂中，一面將屁股貼在腳跟上。

Point

手臂和手肘打直。

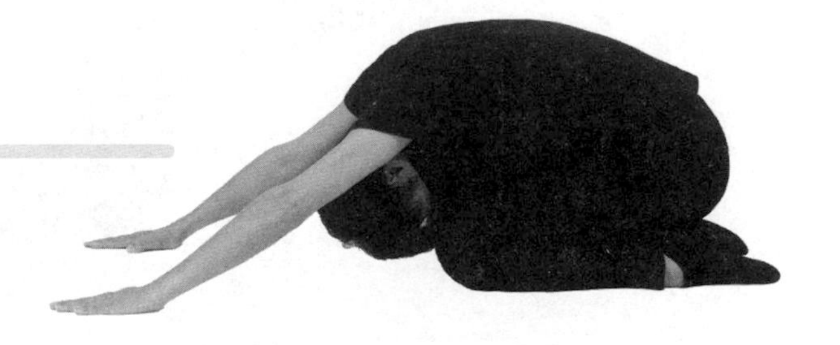

消除不對稱性頸部張力反射（ATNR）

脖子向左右任一側偏轉時，同側的手腳會不自覺伸直，對側的手腳則彎曲。殘留這一原始反射的孩子，右手寫字時，會本能的伸長右腿，給人「態度不佳」的印象。此外，容易有書寫困難、閱讀困難、吃東西掉滿地的特徵。消除該反射後，姿勢變好，讀寫也變容易。

馬兒轉頭式

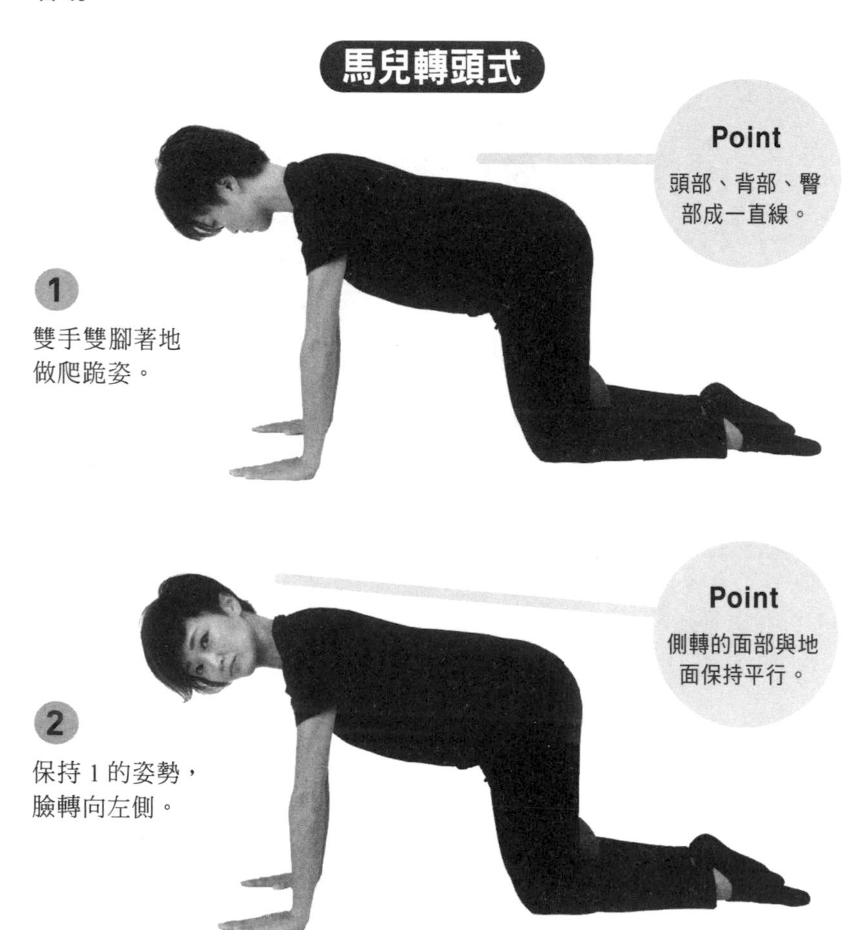

Point
頭部、背部、臀部成一直線。

1
雙手雙腳著地做爬跪姿。

Point
側轉的面部與地面保持平行。

2
保持 1 的姿勢，臉轉向左側。

3

維持2的姿勢，上半身前後擺盪5～10次。

往前

往後
Point
上半身前後擺盪的同時，背脊仍維持一直線，屁股不要靠在腳踝上。
Point
請注意手肘應打直不彎曲。

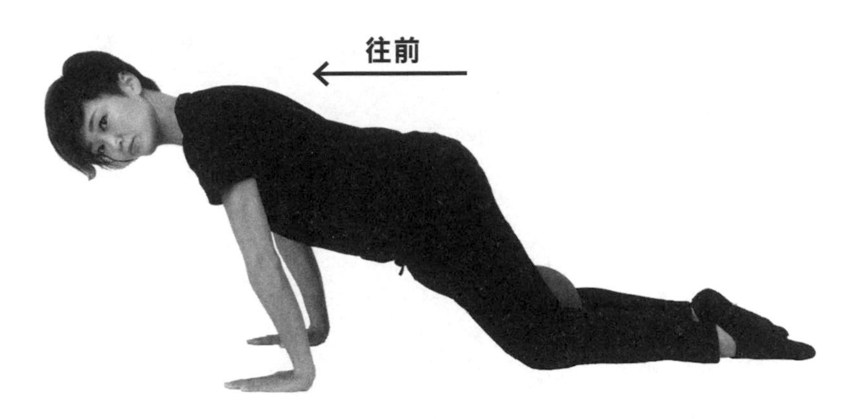

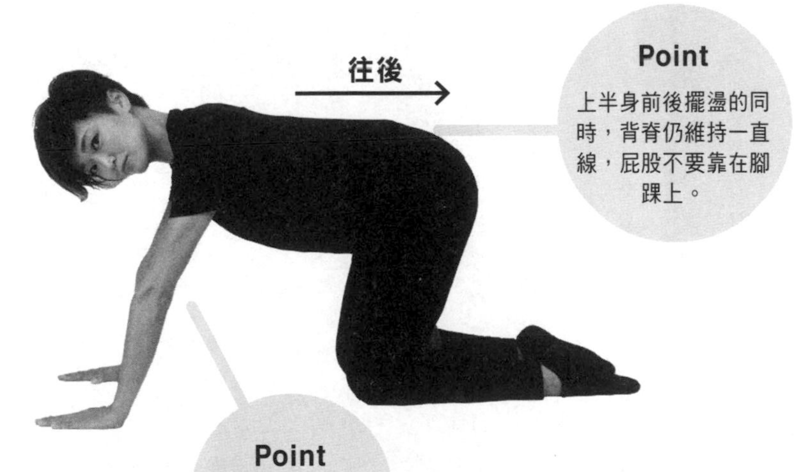

後記

養成「保養腎上腺」的好習慣，親子都開心

本書把困擾孩子的症狀、可能的原因與處理方法做了許多說明。然而，我們真正想要傳達的不只是如此。解決孩子的困擾固然迫切，但提升孩子的自我肯定感比什麼都重要，願天下父母都能夠樂在陪伴孩子成長。

孩子躁動無法專心、怎樣也講不聽、讀書不得要領、老是犯同樣的錯、容易焦慮不安、耍賴不想上學、尿床治不好……諸此種種，惹得大人火氣都上來了，但如今卻發現這些錯不在孩子身上?!當爸媽終於明白「竟然有這種事」、「原來不是孩子的個性問題，也不是我教養失敗」，

你是否霎時感到如釋重負呢？

如果不懂得箇中道理，一再糾正、指責孩子的不是，事情會如何呢？孩子會以為「我實在不爭氣」、「反正我就是樣樣不行」，將來出了社會也沒自信，成為不敢迎接挑戰、自我感覺低劣的人，這才是最大的問題所在。

父母的言語在孩子的成長過程中潛移默化，影響最深遠。父母找出問題所在，不再繼續冤枉孩子，對親子來說都是莫大福氣。

我們在門診總是多多誇讚病人，逗他們開心，因為簡單一句話可以成為患者的強心劑，讓病情好上一大半。

門診裡有的是眉頭深鎖、哀傷哭泣的腎上腺疲勞患者，在為他們開處方、施以治療之前，我首先想要送他們一樣禮物，就是讓他們展顏歡笑。然後，稱讚他們不自覺的優點，而且絕不用否定語句打擊他們。

對於堅持無麩質蛋白、無酪蛋白飲食的病人，我也會大加讚揚，「有夠厲害，你真的做到了」、「虧你還能繼續堅持，一般人早就放棄了」。無論大人小孩，得到醫生的肯定總是靦腆又開心。

我敢斷言，至今為止一直在糾正孩子不是的各位爸媽，從現在起將會幡然改變！前幾天，有位媽媽在診間自白說，她只因為孩子打翻水就大發雷霆，她多麼討厭這樣的自己。

「那麼，妳認為什麼樣的媽媽才符合自己理想中的母親形象呢？」

「總是和顏悅色，對人笑咪咪，為孩子做好吃的飯菜，也不會和老公吵架。」這位媽媽說。

「好呀，那麼當孩子打翻水的時候，這位理想中的媽媽會怎麼反應呢？」

「不責罵孩子，趕緊幫孩子收拾乾淨。」

「這不就得了，妳都已經知道怎麼做了。三次當中，只要做到一次都好，從今天開始，就決定這麼辦！」

不是嗎？既然都知道自己該怎麼做，從今天開始去做就對了。但，不是以理想的自我形象為努力目標，而是以這一目標為起點，從今起華麗演出自己的理想形象。因為心目中理想的自己，其實就是真正的自己，從現在開始的作為，只是把自己的形象演得更鮮活。

這不只是精神口號，而是保護腎上腺必要的「腦部管理」（Brain Managemen）。想治療腎上腺疲勞，必須訓練自己有效善用大腦，我們也深刻體認到，滿腦子只有孩子的家長，更應該做好自己的腦部管理。

大腦單純就愛遵從習慣，總在無意識間自然而然學會習以為常的事。只要調整自己每天的行為，日久就會變得理所當然。所以，想成為理想中的自己，只管放手去做！養成習慣以後，要你放棄別做反而不容易呢！成為理想中的自己，並不需要煞費周章，就只是「做我想做」！不必為「改變不了自己」而煩惱，因為我們只要「做我想做」就好。

為人父母者若願意深入理解孩子「講也講不聽」的苦衷，那麼陪伴孩子將會變得更有意義。

Square Clinic 副院長　本間龍介

增訂版推薦序

行為治療搭配飲食控制、調整作息，效果更好

本書帶領爸爸媽媽用另一個視角解釋孩子的身心問題，突破以往的慣性思考，不再反射性用「孩子是故意的、不用心、不努力」等負面心態做解讀。告訴家長「飲食內容」與「生活習慣」對孩子學習力、精神力、反應力、專注力、情緒力的重要性。

數十年的工作經驗，我喜歡從「全人」的角度分析與解決孩子的問題，亦即不單只看孩子的發展與行為問題，還包含他的生活、學習環境與家庭支持系統。作者用淺顯易懂的文字，清楚說明「麩質蛋白」、「酪蛋白」與「精緻醣類」如何影響孩子學習，並提供「減法保養」三原則，讓家長有方向進行。閱讀完此書，著實受益良多，將作者提倡的自然醫學觀點，融合於臨床推理與治療中，從「飲食」出發，幫助更多的孩子。

腎上腺疲勞的孩子，會感受到他「知道，卻做不到」或「承諾，卻無法遵守」，出現「我想表現好，卻總是不如預期」的失落乏力感，生活反覆上演相同的戲碼，儘管藥物搭配行為治療，但隨著邁入高年級，效果有限且狀態起起伏伏。而發展遲緩的孩子，受限基因或構造缺陷、產程問題或腦部發育不全等因素，出現動作、認知和語言的全面性遲緩。

現今飲食精緻化與生活充斥著3C產品，腎上腺疲勞的孩子，短期若控制飲食與調整作息，將會有顯著性的改善；而發展遲緩的孩子，能排除經常困擾家長的過敏、便秘、睡眠品質問題，讓慢飛兒在身心健康且穩定的狀態下接受復健，帶來更好的學習效果。

家長透過身教、結構化作息、具體的目標設定（與孩子共同討論）與安排親子戶外日培養運動習慣，漸進式的改善飲食習慣。此外，共讀健康飲食相關的兒童繪本或百科全書、帶孩子一起採買食材並參與備料過程、具體鼓勵良好行為、做飲食筆記，讓孩子認識食物並感受身體變化所帶來的行為改變，提升自信心與行動力，將會帶來全新的正向親子關係。

兒童職能治療師
林郁雯

改變孩子的壞毛病，從消除腎上腺疲勞開始
只要調整飲食與日常作息，孩子便脫胎換骨！

作　　者：本間良子、本間龍介
譯　　者：胡慧文
選　　書：莊佩璇
圖文整合：洪祥閔
特約編輯：發言平台 呂芝萍、呂芝怡
責任編輯：何　喬
社　　長：洪美華

出　　版：幸福綠光股份有限公司
地　　址：台北市杭州南路一段 63 號 9 樓
電　　話：（02）23925338
傳　　真：（02）23925380
網　　址：www.thirdnature.com.tw
E-mail：reader@thirdnature.com.tw
印　　製：中原造像股份有限公司
初　　版：2020 年 12 月
二　　版　2022 年 7 月
郵撥帳號：50130123 幸福綠光股份有限公司
定　　價：新台幣 320 元（平裝）

國家圖書館出版品預行編目資料

改變孩子的壞毛病，從消除腎上腺疲勞開始／本間良子、本間龍介著；胡慧文譯 -- 二版 . -- 臺北市：幸福綠光 , 2022.07
面；　公分

譯自：やる気がない！落ち着きがない！ミスが多い！子どもの「言っても直らない」は副腎疲労が原因だった

ISBN 978-626-96175-2-4（平裝）

1. 腎上腺疾病 2. 慢性疲勞症候群 3. 育兒

415.664　　111008605

YARUKI GA NAI! OCHITSUKI GA NAI! MISU GA OOI! KODOMO NO「ITTEMO NAORANAI」HA FUKUJIN HIROU GA GENIN DATTA
by Ryoko Homma, Ryusuke Homma

Originally published in Japan by SEISHUN PUBLISHING CO., LTD., Tokyo.
Simplified Chinese translation rights arranged with
SEISHUN PUBLISHING CO., LTD., Japan.
Through Lanka Creative Partners co., Ltd. and AMANN CO., LTD.

ISBN 978-626-96175-2-4

總經銷：聯合發行股份有限公司
新北市新店區寶橋路 235 巷 6 弄 6 號 2 樓
電話：（02）29178022 傳真：（02）29156275
原書名：孩子怎樣也講不聽？原因竟然是腎上腺疲勞！